U0208429

实用普通外科临床实践

栾术亮　著

汕头大学出版社

图书在版编目（CIP）数据

实用普通外科临床实践 / 栾术亮著． -- 汕头 ： 汕头大学出版社，2022.7
ISBN 978-7-5658-4737-0

Ⅰ．①实… Ⅱ．①栾… Ⅲ．①外科－疾病－诊疗
Ⅳ．① R6

中国版本图书馆 CIP 数据核字（2022）第 134551 号

实用普通外科临床实践
SHIYONG PUTONG WAIKE LINCHUANG SHIJIAN

作　　者：栾术亮
责任编辑：邹　峰
责任技编：黄东生
封面设计：中图时代
出版发行：汕头大学出版社
　　　　　广东省汕头市大学路 243 号汕头大学校园内　邮政编码：515063
电　　话：0754-82904613
印　　刷：廊坊市海涛印刷有限公司
开　　本：710mm×1000mm　1/16
印　　张：9.75
字　　数：160 千字
版　　次：2022 年 7 月第 1 版
印　　次：2023 年 4 月第 1 次印刷
定　　价：158.00 元
ISBN 978-7-5658-4737-0

前　言

随着现代科学技术的迅速发展，近年来外科学已走向专科化，但普通外科及其手术仍然是外科学的基础，是外科各专科医生完成其训练过程中不可或缺的主要部分。今天，普通外科手术在内容、范围和深度各方面都发生了巨大变化，已达到极高的境界，普通外科手术也已广泛开展，我国大部分县级医院也都能完成多种普通外科手术，及时控制了许多危重患者的病情，生命获得了挽救，但也不可避免地由于手术指征掌握不当、手术方式选择欠妥或手术粗糙、操作失误等带来了不少并发症或后遗症，不但使再次手术成为必要，甚至危及病人的生命。

随着经济的发展，人民生活水平的提高，病人对医疗质量的要求也越来越高，不仅要求安全地度过手术，还要求保持良好的生活质量。如何在术前、术中预防和避免并发症的发生，以及一旦发生并发症，又应做何处理，是每一个普通外科医生不可回避的、值得深思和研究的问题。对这个重要问题概括地说就是：术前对病人的机体状态和疾病情况以及对手术的耐受能力的认识是否全面，手术适应证是否得当，术前准备是否充分，手术时机是否适宜，术式选择和手术范围是否合理，术中的操作是否准确、细致等，无不与手术并发症的发生有直接关系。及时地发现、正确地判断和妥善地处理已经发生的并发症，更是与手术效果密切相关。

在本书编写过程中，参考了很多专家的资料，在此深表感谢，由于时间仓促，书中难免有不足之处，敬请读者批评指正。

作　者

2020 年 10 月

目　录

第一章　外科休克 ……………………………………………………… 1

　第一节　概论 ………………………………………………………… 1

　第二节　低血容量性休克 ………………………………………… 13

　第三节　感染性休克 ……………………………………………… 16

第二章　疼痛的治疗 ………………………………………………… 19

　第一节　概述 ……………………………………………………… 19

　第二节　疼痛对生理的影响 ……………………………………… 20

　第三节　慢性疼痛治疗 …………………………………………… 22

　第四节　术后镇痛 ………………………………………………… 29

第三章　围术期处理 ………………………………………………… 32

　第一节　术前准备 ………………………………………………… 32

　第二节　术后处理 ………………………………………………… 39

　第三节　术后并发症的防治 ……………………………………… 43

第四章　外科病人的代谢变化及营养治疗 ……………………… 50

　第一节　外科病人的代谢变化 …………………………………… 50

　第二节　营养状况评价 …………………………………………… 54

　第三节　肠外营养 ………………………………………………… 58

　第四节　肠内营养 ………………………………………………… 61

　第五节　肥胖与代谢病外科 ……………………………………… 65

第五章　外科感染 ……………………………………………………………… 69

　第一节　概论 …………………………………………………………………… 69

　第二节　浅部组织细菌性感染 ………………………………………………… 70

　第三节　手部急性化脓性细菌感染 …………………………………………… 77

　第四节　脓毒症 ………………………………………………………………… 81

　第五节　有芽孢厌氧菌感染 …………………………………………………… 85

　第六节　外科应用抗菌药的原则 ……………………………………………… 93

第六章　颈部疾病 ……………………………………………………………… 98

　第一节　甲状腺疾病 …………………………………………………………… 98

　第二节　甲状旁腺功能亢进的外科治疗 ……………………………………… 116

　第三节　颈淋巴结结核 ………………………………………………………… 120

　第四节　颈部肿块 ……………………………………………………………… 121

第七章　乳房疾病 ……………………………………………………………… 124

　第一节　解剖生理概要 ………………………………………………………… 124

　第二节　乳房检查 ……………………………………………………………… 125

　第三节　急性乳腺炎 …………………………………………………………… 127

　第四节　乳腺囊性增生病 ……………………………………………………… 129

　第五节　乳房肿瘤 ……………………………………………………………… 130

第八章　食管疾病 ……………………………………………………………… 140

　第一节　食管癌 ………………………………………………………………… 140

　第二节　食管良性肿瘤 ………………………………………………………… 146

　第三节　食管运动功能障碍 …………………………………………………… 146

　第四节　食管憩室 ……………………………………………………………… 149

参考文献 ………………………………………………………………………… 151

第一章　外科休克

第一节　概　论

休克是机体有效循环血容量减少、组织灌注不足，细胞代谢紊乱和功能受损的病理生理过程，由多种病因引起。组织灌注不足导致组织氧的传递、转运和利用障碍，从而发生代谢障碍，引起细胞能量物质的缺乏及细胞代谢产物的堆积。组织细胞氧供给不足和需求增加是休克的本质，产生炎症介质是休克的特征，因此恢复对其供氧、促进对其有效的利用，重新建立氧的供需平衡和维护正常的细胞功能是治疗休克的关键环节。

一、分类

通常将休克分为低血容量性（包括失血性及创伤性）、感染性、心源性、神经源性和过敏性休克5类。低血容量性和感染性休克在外科最常见。

二、病理生理

有效循环血容量锐减和组织灌注不足，以及产生炎症介质是各类休克共同的病理生理基础。一方面创伤、失血、感染等可以直接引起组织灌注不足；另一方面其产生细胞炎症反应，引起一系列炎症应答，又加重组织灌注的不足，从而加快休克的进展。

（一）微循环的变化

在有效循环量不足引起休克的过程中，占总循环量20%的微循环也发生相应的变化。

1. 微循环收缩期

休克早期，由于有效循环血容量显著减少，引起循环容量降低、动脉血压下降。此时机体启动一系列代偿机制而发生以下病理生理变化，包括：通过主动脉弓和颈动脉窦压力感受器引起血管舒缩中枢加压反射，交感-肾上腺轴兴奋导致大量儿茶酚胺释放以及肾素-血管紧张素分泌增加等环节，引起心跳加快、心排血量增加以维持循环相对稳定；又通过选择性收缩外周（皮肤、骨骼肌）和内脏（如肝、脾、胃肠）的小血管使循环血量重新分布，保证心、脑等重要器官的有效灌注。由于内脏小动、静脉血管平滑肌及毛细血管前括约肌受儿茶酚胺等激素的影响发生强烈收缩，动静脉间短路开放，结果使外周血管阻力和回心血量均有所增加；毛细血管前括约肌收缩和后括约肌相对开放有助于组织液回吸收和血容量得到部分补偿。微循环内因前括约肌收缩而致"只出不进"，血量减少，组织仍处于低灌注、缺氧状态。若能在此时去除病因积极复苏，休克常较容易得到纠正。

2. 微循环扩张期

若休克继续进展，微循环将进一步因动静脉短路和直捷通道大量开放，使原有的组织灌注不足更为加重，细胞因严重缺氧处于无氧代谢状况，出现能量不足、乳酸类产物蓄积和舒血管的介质如组胺、缓激肽等释放。这些物质可直接引起毛细血管前括约肌舒张，而后括约肌则因对其敏感性低仍处于收缩状态，导致微循环内"只进不出"。结果是，血液滞留在毛细血管网内，使其静水压升高，加上毛细血管壁通透性增强，使血浆外渗、血液浓缩和血液黏稠度增加，回心血量又进一步降低，心排血量继续下降，心、脑器官灌注不足，休克加重而进入微循环扩张期。

3. 微循环衰竭期

若病情继续发展，便进入不可逆性休克。淤滞在微循环内的黏稠血液在酸性环境中处于高凝状态，红细胞和血小板容易发生聚集并在血管内形成微血栓，甚至引起弥散性血管内凝血。此时，由于组织缺少血液灌注，细胞处于严重缺氧和缺乏能量的状态，细胞内的溶酶体膜破裂，溶酶体内多种酸性水解酶溢出，引起细胞自溶并损害周围其他的细胞。最终引起大片组织、整个器官乃至多个器官功能受损。

（二）代谢改变

1. 无氧代谢引起代谢性酸中毒

当氧释放不能满足细胞对氧的需要时，将发生无氧糖酵解。缺氧时丙酮酸在胞质内转变成乳酸，因此，随着细胞氧供减少，乳酸生成增多，丙酮酸浓度降低，即血乳酸浓度升高和乳酸/丙酮酸（L/P）比率增高。在没有其他原因造成高乳酸血症的情况下，乳酸盐的含量和 L/P 比值，可以反映病人细胞缺氧的情况。当发展至重度酸中毒 pH<7.2 时，心血管对儿茶酚胺的反应性降低，表现为心跳缓慢、血管扩张和心排血量下降，还可使氧合血红蛋白解离曲线右移。

2. 能量代谢障碍

创伤和感染使机体处于应激状态，交感神经-肾上腺髓质系统和下丘脑-垂体-肾上腺皮质轴兴奋，使机体儿茶酚胺和肾上腺皮质激素明显升高，从而抑制蛋白合成、促进蛋白分解，以便为机体提供能量和合成急性期蛋白的原料。上述激素水平的变化还可促进糖异生、抑制糖降解，导致血糖水平升高。

在应激状态下，蛋白质作为底物被消耗，当具有特殊功能的酶类蛋白质被消耗后，则不能完成复杂的生理过程，进而导致多器官功能障碍综合征。应激时脂肪分解代谢明显增强，成为危重病人机体获取能量的主要来源。

（三）炎症介质释放和缺血再灌注损伤

严重创伤、感染、出血等可刺激机体释放过量炎症介质，形成"瀑布样"连锁放大反应。炎症介质包括白介素、肿瘤坏死因子、集落刺激因子、干扰素和血管扩张剂一氧化氮（NO）等。活性氧代谢产物可引起脂质过氧化和细胞膜破裂。

在炎症反应中，血管内皮细胞可通过调节血流、白细胞的黏附及聚集影响炎症应答的进程。在炎症应答中首先被激活的是中性粒细胞。炎症介质及胞外配体激活中性粒细胞后，可促进中性粒细胞在组织中的游走。一方面分化形成的多形核中性粒细胞可清除感染源；另一方面激活多形核中性粒细胞介导的细胞毒作用，产生活性氧、蛋白水解酶、血管活性分子等物质，可加重细胞、组织的损伤，甚至可能与休克相关的多器官功能不全综合征（MODS）的发展有关。

代谢性酸中毒和能量不足还影响细胞各种膜的屏障功能。细胞膜受损后除通透性增加外，还出现细胞膜上离子泵的功能障碍如 Na^+-K^+ 泵、钙泵。表现为细胞内外离子及体液分布异常，如钠、钙离子进入细胞内不能排出，钾离子则在细胞外无法进入细胞内，导致血钠降低、血钾升高，细胞外液随钠离子进入细胞内，引起细胞外液减少和细胞肿胀、死亡，而大量钙离子进入细胞内后除激活溶酶体外，还导致线粒体内钙离子升高，并从多方面破坏线粒体。溶酶体膜破裂后除前面提到释放出许多引起细胞自溶和组织损伤的水解酶外，还可产生心肌抑制因子（MDF）、缓激肽等毒性因子。线粒体膜发生损伤后，引起膜脂降解产生血栓素、白三烯等毒性产物，呈现线粒体肿胀、线粒体嵴消失，细胞氧化磷酸化障碍而影响能量生成。

（四）内脏器官的继发性损害

1. 肺

休克时缺氧可使肺毛细血管内皮细胞和肺泡上皮受损，表面活性物质减少；

复苏过程中，如大量使用库存血，其所含的微聚物可造成肺微循环栓塞。结果导致部分肺泡萎陷和不张，肺水肿以及部分肺血管嵌闭或灌注不足，引起肺分流和无效腔通气增加，严重时导致急性呼吸窘迫综合征（ARDS）。ARDS常发生于休克期内，也可在稳定后48~72小时内发生。

2. 肾

因血压下降、儿茶酚胺分泌增加使肾的入球血管痉挛和有效循环容量减少，肾滤过率明显下降而发生少尿。休克时，肾内血流重分布并转向髓质，从而导致皮质区的肾小管缺血坏死，发生急性肾衰竭。

3. 脑

因脑灌注压和血流量下降将导致脑缺氧。缺血、CO_2潴留和酸中毒会引起脑细胞肿胀、血管通透性增高而导致脑水肿和颅内压增高，严重者可发生脑疝。

4. 心

冠状动脉血流减少，导致心肌缺血；心肌微循环内血栓形成，可引起心肌的局灶性坏死。心肌含有丰富的黄嘌呤氧化酶，易遭受缺血-再灌注损伤；电解质异常也将导致心律失常和心肌的收缩功能下降。

5. 胃肠道

肠系膜血管的血管紧张素Ⅱ受体的密度高，对血管加压物质特别敏感，故休克时肠系膜上动脉血流量可减少70%。肠黏膜因灌注不足而遭受缺氧性损伤。肠黏膜上皮的机械和免疫屏障功能受损，导致肠道内的细菌或其毒素经淋巴或门静脉途径侵害机体，称为细菌移位和内毒素移位，形成肠源性感染，导致休克继续发展和多器官功能不全，这是导致休克后期死亡的重要原因。

6. 肝

休克可引起肝缺血、缺氧性损伤，可破坏肝的合成与代谢功能。另外，来自胃肠道的有害物质可激活肝 Kupffer 细胞，从而释放炎症介质。组织学方面可见肝小叶中央出血、肝细胞坏死等。生化检测血转氨酶、胆红素升高等代谢异常。受损肝的解毒和代谢能力均下降，可引起内毒素血症，并加重已有的代谢紊乱和酸中毒。

在整个休克的发展过程中，上述病理生理变化互为因果，形成恶性循环，加速细胞损伤及多器官功能不全的发生。

三、临床表现

按照休克的发病过程可分为休克代偿期和失代偿期，也称休克早期和休克期。

（一）休克代偿期

精神紧张、兴奋或烦躁不安、皮肤苍白、四肢厥冷、心率加快、脉压小、呼吸加快、尿量减少等。此时如处理及时、得当，休克可较快得到纠正。否则，病情继续发展，进入休克失代偿期。

（二）休克失代偿期

神情淡漠、反应迟钝，甚至可出现意识模糊或昏迷；出冷汗、口唇肢端发绀；脉搏细速、血压进行性下降。严重时，全身皮肤、黏膜明显发绀，四肢厥冷，脉搏摸不清、血压测不出，尿少甚至无尿。若皮肤、黏膜出现瘀斑或消化道出血，提示病情已发展至弥散性血管内凝血阶段。若出现进行性呼吸困难、脉速、烦躁、发绀，一般吸氧而不能改善呼吸状态，应考虑并发急性呼吸窘迫综合征。

四、诊断

关键是早期发现并准确分期：①凡遇到严重损伤、大量出血、重度感染以及过敏病人和有心脏病史者，应想到并发休克的可能；②临床观察中，对于有出汗、兴奋、心率加快、脉压小或尿少等症状者，应疑有休克；③若病人出现神志淡漠、反应迟钝、皮肤苍白、呼吸浅快、收缩压降至 90 mmHg 以下及尿少或无尿者，则标志病人已进入休克失代偿期。

五、休克的监测

通过监测不但可了解病人病情变化和治疗反应，也能为调整治疗方案提供客观依据。

（一）一般监测

1. 精神状态

精神状态是脑组织血液灌流和全身循环状况的反映。如病人神志清楚，对外界的刺激能正常反应，说明病人循环血量已基本足够；相反，若病人表情淡漠、不安、谵妄或嗜睡、昏迷，反映脑因血液循环不良而发生障碍。

2. 皮肤温度、色泽

皮肤温度、色泽是体表灌流情况的标志。如病人的四肢温暖，皮肤干燥，轻压指甲或口唇时，局部暂时缺血呈苍白，松开后色泽迅速转为正常，表明末梢循环已恢复、休克好转；反之则说明休克情况仍存在。

3. 血压

通常认为收缩压<90 mmHg、脉压<20 mmHg 是休克存在的表现；血压回升、脉压增大则是休克好转的征象。维持稳定的组织灌注压在休克治疗中十分重要。但是，血压并不是反映休克程度的唯一指标，还应兼顾其他的参数进行综合分析。

4. 脉率

脉率是休克监测中的又一重要生理指标。①休克早期，脉率的变化多出现在血压变化之前，表现为脉率加快，血压正常；②休克失代偿期，脉率加快，血压下降；③休克好转时，脉率往往已恢复，但此时血压可以表现为正常或低于正常；④应注意的是，在血管活性药物应用或者病人伴有心脏基础性疾病的情况下，会影响脉率和血压对休克程度判定的原有临床价值。

5. 尿量

尿量是反映肾血液灌注情况的重要指标。尿少通常是休克早期和休克未完全纠正的表现。尿量<25 mL/h、比重增加者表明仍存在肾血管收缩和供血量不足；血压正常但尿量仍少且比重偏低者，提示有急性肾衰竭可能。当尿量维持在 30 mL/h 以上时，则休克已好转。此外，创伤危重病人复苏时使用高渗溶液者可能产生明显的利尿作用；涉及神经垂体的颅脑损伤可出现尿崩现象；尿路损伤可导致少尿与无尿，判断病情时应予注意鉴别。

(二) 特殊监测

特殊监测包括以下多种血流动力学监测项目。

1. 中心静脉压 (CVP)

中心静脉压代表了右心房或者胸腔段腔静脉内压力的变化，可反映全身血容量与右心功能之间的关系。CVP 的正常值为 5~10 cmH$_2$O。当 CVP<5 cmH$_2$O 时，表示血容量不足；高于 15 cmH$_2$O 时，提示心功能不全、静脉血管床过度收缩或肺循环阻力增高；若 CVP 超过 20 cmH$_2$O 时，则表示存在充血性心力衰竭。通常要求连续测定，动态观察其变化趋势以准确反映右心前负荷的情况。

2. 动脉血气分析

动脉血氧分压 (PaO$_2$) 的正常值为 80~100 mmHg；动脉血二氧化碳分压 (PaCO$_2$) 正常值为 36~44 mmHg。休克时因肺换气不足，体内二氧化碳聚积致 PaCO$_2$ 明显升高；相反，如病人原来并无肺部疾病，因过度换气可致 PaCO$_2$ 较低；若 PaCO$_2$ 超过 45~50 mmHg，常提示肺泡通气功能障碍；PaO$_2$ 低于

60 mmHg，吸入纯氧仍无改善者则可能是 ARDS 的先兆。动脉血 pH 正常为 7.35~7.45。通过监测 PH、碱剩余（BE）、缓冲碱（BB）和标准重碳酸盐（SB）的动态变化有助于了解休克时酸碱平衡的情况。通过监测动脉血气的动态变化有助于了解休克时酸碱平衡的情况。碱缺失（BD）可反映全身组织的酸中毒情况，反映休克的严重程度和复苏状况。

3. 动脉血乳酸盐测定

组织灌注不足可引起无氧代谢和高乳酸血症，监测乳酸盐水平有助于估计休克及复苏的变化趋势。正常值为 1~1.5 mmol/L，危重病人有时会达到 4 mmol/L。乳酸的水平与病人的预后密切相关，持续的高乳酸血症往往表明病人死亡率增加。

4. DIC 的检测

对疑有 DIC 的病人，应测定其血小板的数量和质量、凝血因子的消耗程度及反映纤溶活性的多项指标，包括：①血小板计数低于 $80 \times 10^9/L$；②凝血酶原时间比对照组延长 3 秒以上；③血浆纤维蛋白原低于 1.5g/L 或呈进行性降低；④3P（血浆鱼精蛋白副凝）试验阳性；⑤血涂片中破碎红细胞超过 2% 等。该 5 项检查中出现 3 项以上异常，结合临床上有休克及微血管栓塞症状和出血倾向时，便可诊断 DIC。

5. 应用 Swan-Ganz 漂浮导管

可测得心排血量（CO），并计算心脏指数（CI），反映心排血量及外周血管阻力，同时也可测得肺动脉压（PAP）和肺毛细血管楔压（PCWP），可反映肺静脉、左心房和左心室的功能状态。但肺动脉导管技术是一项有创性检查，有发生严重并发症的可能（发生率约 3%~5%），故应当严格掌握适应证。

六、治疗

应当针对引起休克的原因和休克不同发展阶段的重要生理紊乱采取下列相应

的治疗，其中重点是恢复灌注和对组织提供足够的氧，目的是防止多器官功能不全综合征发生。

（一）紧急治疗

包括积极处理引起休克的原发伤病，如创伤制动、大出血止血、保证呼吸道通畅等。采取头和躯干抬高 20°～30°、下肢抬高 15°～20° 体位，以增加回心血量。及早建立静脉通路，并用药维持血压。早期予以鼻管或面罩吸氧。注意保温。

在对重症或创伤病人的处理中，应掌握以下原则：①保证呼吸道通畅；②及时控制活动性出血；③手术控制出血的同时予血制品及一定量的晶体液扩容。

（二）补充血容量

补充血容量是纠正休克引起的组织低灌注和缺氧的关键。应在连续监测动脉血压、尿量和 CVP 的基础上，结合病人皮肤温度、末梢循环、脉搏及毛细血管充盈时间等微循环情况，判断补充血容量的效果。目前，晶体液仍然是容量复苏时的第一线选择，大量液体复苏时可联合应用人工胶体液，必要时进行成分输血。对休克病人，争取在诊断的最初 6 小时这一黄金时段内，进行积极的输液复苏，以尽快恢复最佳心搏量、稳定循环功能和组织氧供。这一治疗休克的策略被称为早期达标治疗。

（三）积极处理原发病

外科疾病引起的休克，多存在需手术处理的原发病变，如内脏大出血、肠襻坏死、消化道穿孔和脓肿等。应在尽快恢复有效循环血量后，及时施行手术处理原发病变，才能有效地治疗休克。有的情况下，应在积极抗休克的同时进行手术，以免延误抢救时机。

（四）纠正酸碱平衡失调

酸性内环境对心肌、血管平滑肌和肾功能均有抑制作用。在休克早期，又可能因过度换气引起低碳酸血症、呼吸性碱中毒。按照血红蛋白氧合解离曲线的规律，碱中毒使血红蛋白氧离曲线左移，氧不易从血红蛋白释出，可使组织缺氧加重；故不主张早期使用碱性药物。而酸性环境有利于氧与血红蛋白解离，从而增加组织供氧。目前对酸碱平衡的处理多主张宁酸毋碱。根本措施是改善组织灌注，并适时和适量地给予碱性药物。另外，使用碱性药物须首先保证呼吸功能完整，否则会导致 CO_2 潴留和继发呼吸性酸中毒。

（五）血管活性药物的应用

在容量复苏的同时应用血管活性药物可以迅速升高血压和改善循环，尤其是在感染性休克的病人。理想的血管活性药物应能迅速提高血压，改善心脏和脑血流灌注，又能改善肾和肠道等内脏器官血流灌注。

1. 血管收缩剂

有多巴胺、去甲肾上腺素和间羟胺等。

多巴胺是最常用的血管活性药，兼具兴奋 α、$β_1$ 和多巴胺受体作用，其药理作用与剂量有关。小剂量 ［<10 μg/（min·kg）］ 时，主要是 $β_1$ 和多巴胺受体作用，可增强心肌收缩力和增加心排血量，并扩张肾和胃肠道等内脏器官血管；大剂量 ［>15 μg/（min·kg）］ 时则为 α 受体作用，增加外周血管阻力。抗休克时主要取其强心和扩张内脏血管的作用，宜采取小剂量。为提升血压，可将小剂量多巴胺与其他缩血管药物合用，而不增加多巴胺的剂量。多巴酚丁胺对心肌的正性肌力作用较多巴胺强，能增加心排血量，降低 PCWP，改善心泵功能。去甲肾上腺素与多巴酚丁胺联合应用是治疗感染性休克最理想的血管活性药物。去甲肾上腺素是以兴奋 α 受体为主、轻度兴奋 β 受体的血管收缩剂，能兴奋心肌，收缩血管，升高血压及增加冠状动脉血流量，作用时间短。间羟胺（阿拉明）间接兴奋 α、β 受体，对心脏和血管的作用同去甲肾上腺素，但作用弱，维持时间约30分钟。异丙基肾上腺素是能增强心肌收缩和提高心率的 β 受体兴奋剂，因对心肌有强大收缩作用和容易发生心律不齐，不能用于心源性休克。

2. 血管扩张剂

血管扩张剂分 α 受体阻滞剂和抗胆碱能药两类。前者包括酚妥拉明、酚苄明等，能解除去甲肾上腺素所引起的小血管收缩和微循环淤滞并增强左室收缩力；后者包括阿托品、山莨菪碱和东莨菪碱。临床上较常用的是山莨菪碱（人工合成品为 654-2），可使血管舒张，从而改善微循环。还可通过抑制花生四烯酸代谢，降低白三烯、前列腺素的释放而保护细胞，是良好的细胞膜稳定剂。多用于感染性休克的治疗。

3. 强心药

强心药包括兴奋 α 和 β 肾上腺素受体兼有强心功能的药物，如多巴胺和多巴酚丁胺等，其他还有强心苷如毛花苷 C（西地兰），可增强心肌收缩力，减慢心率。通常在输液量已充分但动脉压仍低，而 CVP 检测提示前负荷已经够的情况下使用。

休克时血管活性药物的选择应结合当时的主要病情，如休克早期主要病情与毛细血管前微血管痉挛有关；后期则与微静脉和小静脉痉挛有关。因此，应采用血管扩张剂配合扩容治疗。在扩容尚未完成时，如果有必要，也可适量使用血管收缩剂，但剂量不宜太大、时间不能太长，应抓紧时间扩容。

（六）治疗 DIC 改善微循环

对诊断明确的 DIC，可用肝素抗凝。一般 1.0 mg/kg，6 小时一次，成人首次可用 10000 U（1 mg 相当于 125 U 左右）。有时还使用抗纤溶药如氨甲苯酸、氨基己酸，抗血小板黏附和聚集的阿司匹林、双嘧达莫和小分子右旋糖酐。

（七）皮质类固醇和其他药物的应用

皮质类固醇可用于感染性休克和其他较严重的休克。其作用主要有：①阻断 α 受体兴奋作用，使血管扩张，降低外周血管阻力，改善微循环；②保护细胞内溶酶体，防止溶酶体破裂；③增强心肌收缩力，增加心排血量；④增进线粒体功能和防止白细胞凝集；⑤促进糖异生，使乳酸转化为葡萄糖，减轻酸中毒。一般主张应用大剂量，静脉滴注，一次滴完。为了防止多用皮质类固醇后可能产生的副作用，一般只用1~2次。

休克纠正后可以考虑加强营养代谢支持和免疫调节治疗，适当的肠内和肠外营养可减少组织的分解代谢。联合应用生长激素和谷氨酰胺具有协同作用。谷氨酰胺是肠黏膜细胞的主要能源物质及核酸的合成物质。

其他类药物包括：①钙通道阻断剂如维拉帕米、硝苯地平和地尔硫䓬等，具有防止钙离子内流、保护细胞结构与功能的作用；②吗啡类拮抗剂纳洛酮，可改善组织血液灌流和防止细胞功能失常；③氧自由基清除剂如超氧化物歧化酶（SOD），能减轻缺血再灌注损伤中氧自由基对组织的破坏作用；④调节体内前列腺素（PGS），如输注前列环素（PGI_2）以改善微循环；⑤应用三磷腺苷-氯化镁（$ATP-MgCl_2$）疗法，具有增加细胞内能量、恢复细胞膜钠-钾泵的作用及防治细胞肿胀和恢复细胞功能的效果。需要指出的是，这些药物只发挥辅助作用，临床效果尚不肯定，不是休克治疗中的首选药物。

休克复苏过程中需要动态评估其变化。除观察生命体征指标外，近年来越来越重视其他指标的动态监测，包括：乳酸、碱剩余、心排量、氧转运及氧耗、组织的pH、氧含量、二氧化碳含量、细胞膜电势等。这些指标与组织细胞的灌注和代谢相关。一般认为乳酸和碱剩余是评估缺氧状态、组织酸中毒、无氧代谢程度较好的间接指标，对评估预后也有重要作用。

第二节　低血容量性休克

低血容量性休克常因大量出血或体液丢失，或液体积存于第三间隙，导致有效循环量降低引起。包括大血管破裂或脏器出血引起的失血性休克及各种损伤或大手术引起血液、体液丢失的创伤性休克。

低血容量性休克的主要表现为 CVP 降低、回心血量减少、心排血量下降所造成的低血压；经神经内分泌机制引起的外周血管收缩、血管阻力增加和心率加快；以及由微循环障碍造成的组织损害和器官功能不全。及时补充血容量、治疗其病因和制止其继续失血、失液是治疗此型休克的关键。

一、失血性休克

失血性休克在外科休克中很常见。多见于大血管破裂、腹部损伤引起的肝、脾破裂、胃、十二指肠出血、门静脉高压症所致的食管、胃底曲张静脉破裂出血等。大量血液丢失，导致有效循环血量的不足。通常在迅速失血超过全身总血量的 20% 时，即发生休克。不同年龄病人对休克的代偿能力差异大。年轻人心血管代偿能力强，即使大量出血，部分病人在一定的期限内血压仍能维持近正常范围；老年人常因伴随心血管疾病，大出血时往往发生心力衰竭，表现为失血性休克和心源性休克同时存在的状况。

（一）治疗

主要包括补充血容量和积极处理原发病、控制出血两个方面。注意要两方面同时抓紧进行，以免病情继续发展引起器官损害。

1. 补充血容量

可根据血压和脉率的变化来估计失血量。失血性休克时，快速建立补液通路非常重要，特别是建立中心静脉输液通路，必要时可建立几条通路同时补液，甚至进行加压输液。液体种类的选择，原则是首先经静脉快速滴注平衡盐溶液和人工胶体液（如第三代的羟乙基淀粉），其中，快速输入胶体液更容易恢复血管内容量和维持血液流力学的稳定，同时能维持胶体渗透压，持续时间也较长。一般认为，若血红蛋白浓度大于 100 g/L 不必输血；低于 70 g/L 可输浓缩红细胞；在

70~100 g/L 时，可根据病人出血是否停止、一般情况、代偿能力和其他重要器官功能来决定是否输红细胞。输入液体的量应根据病因、尿量和血流动力学进行评估，临床上常以血压结合 CVP 测定指导补液。

在休克纠正过程中应重视纠正酸中毒，适时静脉给予碳酸氢钠。同时要注意电解质紊乱的发生，防止血电解质离子过高或过低，以免引起心律失常、心肌收缩力下降、酸碱平衡难以纠正、细胞水肿和脱水的情况。

2. 止血

在补充血容量同时，如仍有出血，难以维持血容量稳定，休克也不易纠正。若病人对初始的充分补液反应较差，很可能仍有活动性出血，应尽快查明，及时处理。对于肝脾破裂、急性活动性上消化道出血病例，应强调的是在恢复血容量的同时积极进行手术准备，实施紧急手术止血。

二、创伤性休克

创伤后引起的系统性反应受到多种因素影响，包括软组织损伤、长骨骨折、血液丢失等，创伤性休克的病理生理过程和单纯的失血性休克相比差异较大。创伤性休克的伤员更常发生多器官衰竭，而在单纯失血性休克（如消化道出血）比较少见。创伤性休克的病理生理过程中，缺血再灌注损伤诱发相关分子模式激活，并与细胞表面受体（模式识别受体）结合，引起细胞内信号传递并呈级联放大效应，最终导致多种细胞因子和化学因子的释放，发生休克。

创伤性休克治疗的重点在于及时控制全身炎症反应的进展恶化，措施包括：①控制出血、扩容、纠正组织缺氧、正确适时地处理损伤的软组织等，创伤性休克往往因血块和炎性渗液积存在体腔和深部组织内发生血容量下降，急救时常常需要扩容；②适当给予镇痛、镇静剂；③妥善临时固定（制动）受伤部位；④对危及生命的创伤如开放性或张力性气胸、连枷胸等，应做必要的紧急处理。

应注意的是，手术和较复杂的其他处理，一般应在血压稳定后或初步回升后进行，这一点与单纯的失血性休克处理有别，也体现了损伤控制外科的理念。创伤或大手术继发休克后，建议使用抗生素，以免继发感染。

第三节　感染性休克

感染性休克是外科常见并且治疗较为困难的一类休克，是机体对宿主-微生物应答失衡的表现。常继发于革兰阴性杆菌为主的感染，如急性腹膜炎、胆道感染、绞窄性肠梗阻及泌尿系感染等，也称为内毒素性休克。革兰阴性杆菌内毒素与体内补体、抗体或其他成分结合，刺激交感神经引起血管痉挛，损伤血管内皮细胞，促使组胺、激肽、前列腺素及溶酶体酶等炎症介质释放，引起全身炎症反应综合征，最终导致微循环障碍、代谢紊乱及器官功能不全。全身炎症反应综合征的诊断标准：①体温>38 ℃或<36 ℃；②心率>90 次/分；③呼吸急促>20 次/分或过度通气，$PaCO_2$<4.3 kPa；④白细胞计数>$12×10^9$/L 或<$4×10^9$/L，或未成熟白细胞>10%。感染性休克是以下 3 种情况同时存在：①全身炎症反应综合征；②细菌学感染的证据［可以是细菌培养阳性和（或）临床感染证据］；③休克的表现。

感染性休克的血流动力学有高动力型和低动力型两种。前者外周血管扩张、阻力降低，心排血量正常或增高（又称高排低阻型），有血流分布异常和动静脉短路开放增加，细胞代谢障碍和能量生成不足。病人皮肤比较温暖干燥，又称暖休克。低动力型（又称低排高阻型）外周血管收缩，微循环淤滞，大量毛细血管渗出致血容量和心排血量减少。病人皮肤湿冷，又称冷休克。

实际上，"暖休克"较少见，仅见于一部分革兰阳性菌感染引起的早期休克。"冷休克"较多见，可由革兰阴性菌感染引起。革兰阳性菌感染的休克加重时也表现为"冷休克"。两种类型休克晚期，病人均可出现心功能衰竭，外周血管扩张成为低排低阻型休克。

部分学者认为感染性休克是血管扩张性休克最主要的类型，其特点即外周血管扩张，与低血容量性休克或心源性休克表现为外周血管收缩不同，血管扩张是由于循环中炎症介质及炎性细胞导致的。

一、治疗

感染性休克的病理生理变化复杂，且治疗困难，严重感染性休克的死亡率可高达 30%~50%。对于外科引起的感染性休克的治疗，首先是病因治疗，这常常需要有效的外科引流（包括手术或者穿刺介入手段）。休克未纠正以前，应着重治疗休克，同时治疗感染；在休克纠正后，则应着重治疗感染。2015 国际上对感染性休克、脓毒血症提出了集束化治疗概念，其宗旨是提倡早期应用有效的抗生素、尽快纠正组织的低氧代谢状态、动态评估等。

（一）补充血容量

此类病人休克的治疗首先以输注平衡盐溶液为主，配合适当的胶体液、血浆或全血，恢复足够的循环血量。一般应作中心静脉压监测维持正常 CVP 值，适当间断输注红细胞纠正贫血状态，以保证正常的心脏充盈压、动脉血氧含量和较理想的血黏度。感染性休克病人，常有心肌和肾受损，故也应根据 CVP，调节输液量和输液速度，防止过多的输液导致不良后果。

（二）控制感染

控制感染的主要措施是应用抗菌药物和处理原发感染灶。对病原菌尚未确定的病人，可采取经验给药，或选用广谱抗菌药。腹腔内感染多数情况下以肠道的多种致病菌感染为主，可考虑选用碳青霉烯类抗生素、第三代头孢菌素、抗厌氧菌药等。致病菌明确的情况下，则按药敏实验结果指导抗菌药物的选择。要注意的是细菌耐药越来越普遍，药物选择要紧密结合临床具体情况。国际 2016 年版集束化治疗建议中又把脓毒症或感染性休克病人治疗的抗生素使用时间提倡到 1 小时内，说明了早期应用的重要性。需要强调的是，单单靠抗生素的使用是片面的，必须尽早处理原发感染病灶，只有这样，才有助于纠正休克和巩固疗效。

（三）纠正酸碱平衡

感染性休克的病人，常伴有严重的酸中毒，且发生较早，需及时纠正。一般在纠正、补充血容量的同时，经另一静脉通路滴注 5% 碳酸氢钠 200 mL，并根据动脉血气分析结果，再作补充。

（四）心血管活性药物的应用

经补充血容量、纠正酸中毒而休克未见好转时，应采用血管扩张药物治疗，还可与以 α 受体兴奋为主，兼有轻度兴奋 β 受体的血管收缩剂和兼有兴奋 β 受体作用的 α 受体阻滞剂联合应用，以抵消血管收缩作用，保持、增强 β 受体兴奋作用，而又不致使心率过于增速，例如山莨菪碱、多巴胺等或者合用间羟胺、去甲肾上腺素，或去甲肾上腺素和酚妥拉明的联合应用。

感染性休克时，心功能常受损害。改善心功能可给予强心苷（最低程度）、β 受体激活剂多巴酚丁胺。

（五）糖皮质激素治疗

糖皮质激素能抑制多种炎症介质的释放和稳定溶酶体膜，缓解全身炎症反应综合征。但应用限于早期、用量宜大，可达正常用量的 10~20 倍，维持不宜超过 48 小时。否则，有发生急性胃黏膜损害和免疫抑制等严重并发症的危险。

（六）其他治疗

其他治疗方法包括营养支持，对并发的 DIC、重要器官功能障碍的处理等。

第二章 疼痛的治疗

第一节 概 述

疼痛是人类大脑对机体组织损伤或可能导致组织损伤的刺激所产生的一种不愉快的主观感觉。丧失意识（如昏迷）的病人对组织损伤或者伤害性刺激的反应称为伤害感受。人体对疼痛的感受在个体间和（或）不同状态下存在差异。不论是疼痛还是伤害感受均可能诱发机体产生代谢、内分泌、呼吸、循环、应激、神经、精神等功能或状态的改变。疼痛已成为影响人类健康的重要医学问题。

一、疼痛的临床分类

（一）按疼痛程度分类

①轻微疼痛；②中度疼痛；③剧烈疼痛。

（二）按起病缓急分类

（1）急性疼痛：如发生于创伤、手术、急性炎症、急性脏器缺血，如心肌梗死等，急性脏器梗阻、牵张，如肠梗阻、胆道梗阻、输尿管梗阻等。

（2）慢性疼痛：慢性疼痛是一种疾病，如慢性腰腿痛、癌症痛等。神经病理性疼痛是指发生于周围神经和中枢神经任何部位的神经病变和损害所致的疼痛，如带状疱疹后神经痛、糖尿病性神经病变、残端痛、幻肢痛等。

（三）按疼痛部位分类

（1）浅表痛：位于体表或黏膜，以角膜和牙髓最敏感。性质多为锐痛，比较局限，定位明确。主要由 Aδ 有髓神经纤维传导。

（2）深部痛：内脏、关节、韧带、骨膜等部位的疼痛。一般为钝痛，不局限，病人常常难以明确指出疼痛部位。主要由 C 类无髓神经纤维传导。内脏痛是深部痛的一种，可能伴有牵涉痛。

二、疼痛程度的评估

评估疼痛程度的常用方法包括以下两种。

（一）视觉模拟评分法

视觉模拟评分法是临床上最常用的量化疼痛程度的方法，即在一个 10 cm 长的标尺上，两端分别标明"0"和"10"的字样。"0"代表无痛，"10"代表最剧烈的疼痛。让病人根据自己以往的经验对当前所感受疼痛的程度，在标尺上标出相应位置，起点（0 点）至记号点的距离（以 cm 表示），即为评分值。

（二）数字评价量表

数字评价量表是用 0~10 这 11 个数字表示疼痛程度。0 表示无痛，10 表示剧痛。被测者根据个人疼痛感受选择一个数字表示疼痛程度。

第二节　疼痛对生理的影响

一、精神情绪变化

急性疼痛引起病人精神兴奋、焦虑、烦躁不安。长期慢性疼痛可使人表情淡漠、精神抑郁甚至绝望。

二、内分泌系统

疼痛可引起应激反应，促使体内释放多种激素，如儿茶酚胺、皮质激素、血管紧张素Ⅱ、抗利尿激素、促肾上腺皮质激素、醛固酮、生长激素和甲状腺素等。由于儿茶酚胺可抑制胰岛素的分泌和促进胰高血糖素分泌增加，后者又促进糖原异生和肝糖原分解，甚至可以诱发血糖升高和负氮平衡。

三、循环系统

疼痛诱发血中儿茶酚胺和血管紧张素Ⅱ水平升高，进而可使病人血压升高、心动过速甚至诱发心律失常。对伴有高血压、冠状动脉供血不足的病人极为不利。而醛固酮、皮质激素和抗利尿激素的增多，又可引起病人体内水钠潴留，进一步加重心脏负荷。剧烈的深部疼痛有时可引起交感神经和副交感神经功能紊乱，使血压下降，心率减慢，甚至发生虚脱、休克。

四、呼吸系统

胸、腹部手术后的急性疼痛对呼吸功能影响较大。因疼痛引起的肌张力增加，使胸廓顺应性下降；病人呼吸浅快，肺活量、潮气量和功能残气量均降低，肺泡通气/血流比值下降，易产生低氧血症。同时病人可因疼痛而影响深呼吸和用力咳嗽，继发肺泡和支气管内分泌物排除障碍，易诱发肺炎或肺不张，多见于老年人。故术后疼痛是术后肺部并发症的重要诱因之一。

五、消化系统

慢性疼痛常引起食欲缺乏、消化功能障碍以及恶心、呕吐。

六、凝血机制

急性疼痛诱发应激反应、交感神经兴奋，使血小板黏附功能增强，纤溶功能降低，血液处于高凝状态，易导致血栓形成，甚至可酿成致命的并发症。

七、其他

疼痛可引起免疫功能下降，不利于防治感染和控制肿瘤扩散。由于疼痛可引起肾血管反射性收缩，垂体抗利尿激素分泌增加，尿量减少。也可因手术后疼痛，造成排尿困难，长时间排尿不畅易引起尿路感染。

八、疼痛对机体的"益处"

疼痛可诱发机体产生保护行为，避开伤害性刺激源。痛觉相关的神经反射活动和部分神经递质、介质对机体器官具有保护作用。有人形象地将疼痛对机体的益处称为"好痛"，将疼痛对机体的不良影响称为"坏痛"。

第三节　慢性疼痛治疗

慢性疼痛是指疼痛持续超过相关疾病的一般病程或超过损伤愈合所需的一般时间（或疼痛复发持续超过 1 个月；或疼痛持续时间超过 3 个月）。

一、慢性疼痛的诊治范围

慢性疼痛诊治范围主要有 7 项。①颈肩痛和腰腿痛：颈椎病、颈肌筋膜炎、肩周炎、腰椎间盘突出症、腰椎骨质增生症、腰背肌筋膜炎、腰肌劳损；②四肢慢性损伤性疾病：滑囊炎、狭窄性腱鞘炎（如弹响指）、腱鞘囊肿、肱骨外上髁炎（网球肘），神经痛：三叉神经痛、肋间神经痛、灼性神经痛、幻肢痛、糖尿病神经痛、酒精成瘾性神经痛、带状疱疹和带状疱疹后遗神经痛；④周围血管疾病：血栓闭塞性脉管炎、雷诺综合征；⑤癌症疼痛、癌症治疗相关痛（主要为：手术相关痛、治疗操作相关痛如骨穿和抗肿瘤治疗相关痛）；⑥艾滋病疼痛：由于感觉神经病变和 Karposi 肉瘤病变引发疼痛，常见有头痛、口咽痛、腹痛、胸痛、关节痛、肌肉痛和皮肤痛；⑦心因性疼痛。

二、治疗疼痛的常用方法

（一）药物治疗

药物治疗是最基本、最常用的疼痛治疗方法。一般慢性疼痛病人需较长时间用药，为了维持最低有效的血浆药物浓度，应采取定时定量用药。如待疼痛发作时才使用药物，往往需要较大剂量且疗效维持时间较短。

1. 解热镇痛消炎药

解热镇痛消炎药也被称为非甾体抗炎药。常用药有阿司匹林、吲哚美辛、布洛芬、双氯芬酸、酮咯酸、氟比洛芬酯、对乙酰氨基酸，COX-2 抑制剂如塞来昔布、帕瑞昔布等。该类药物通过抑制体内前列腺素的生物合成，降低前列腺素使末梢感受器对缓激肽等致痛因子增敏作用，并且降低前列腺素本身的致痛作用。该类药物对头痛、牙痛、神经痛、肌肉痛或关节痛的效果较好，对创伤性剧痛和内脏痛有一定效果。该类药物（对乙酰氨基酚除外）还有较强的消炎和抗风湿作用。

2. 麻醉性镇痛药

该类药物仅用于急性剧痛如外伤、手术诱发的剧烈疼痛和晚期癌症疼痛。常用的有吗啡、芬太尼、羟考酮、布托啡诺等。使用该类药物要注意药物的成瘾性。

3. 抗癫痫药

卡马西平常用于治疗三叉神经痛和舌咽神经痛。加巴喷丁、普瑞巴林主要用于神经病理性疼痛的治疗，包括糖尿病性周围性神经痛、带状疱疹后神经痛、幻肢痛和外伤后神经痛等。

4. 抗抑郁药

对长期疼痛伴有精神忧郁、情绪低落、言语减少、行动迟缓等症状者，需合用抗抑郁药。常用药有阿米替林、多塞平和氟西汀等。对于癌症诱发的持续性病理神经痛、对阿片类药物耐药者或者对阿片类药物治疗效果不佳者，合用抗抑郁药物往往可获得较好镇痛效果。

5. 糖皮质激素类药物

常用药包括地塞米松、泼尼松龙、甲泼尼龙、利美达松、曲安奈德等。主要用于治疗炎症及创伤后疼痛、肌肉韧带劳损、神经根病变引起的疼痛、软组织或骨关节无菌性炎性疼痛、风湿性疼痛、癌痛及复杂区域疼痛综合征。除全身给药外，糖皮质激素给药途径还包括关节腔内、关节周围给药，肌腱和韧带周围给药，肌肉痛点给药，硬膜外腔给药及皮肤损害部位注射等。

(二) 神经阻滞

神经阻滞是治疗慢性疼痛的主要手段之一。一般选用长效局麻药，对癌症疼痛、顽固性头痛（如三叉神经痛）可以采用无水乙醇或5%～10%苯酚，或采用物理方法如射频热凝或冷冻等，以达到长期止痛目的。许多疾病的疼痛与交感神经有关，可通过交感神经阻滞进行治疗，例如用交感神经阻滞治疗急性期带状疱疹，不但可解除疼痛，使皮疹迅速消退，而且还可降低后遗神经痛的发生率。常用的交感神经阻滞法有星状神经节阻滞和腰交感神经阻滞。

1. 星状神经节阻滞

星状神经节由下颈交感神经节和第1胸交感神经节融合而成，位于第7颈椎和第 1 胸椎之间前外侧，支配头、颈和上肢。阻滞时于病人肩下垫一薄枕，取颈极度后仰卧位。在环状软骨平面摸清第 6 颈椎横突。术者用两手指将胸锁乳突肌拨向外侧，使附着于胸锁乳突肌后鞘的颈内动脉和静脉被一起推向外侧。用 3.5~4cm 长的 7 号针，在环状软骨外侧垂直进针，触及第 6 颈椎横突，将针后退 0.3~0.5cm，回抽无血，注入 0.25% 布比卡因或 1% 利多卡因（均含肾上腺素）10 mL，注药后同侧出现霍纳综合征和手指温度增高，即示阻滞有效。适用于偏头痛、灼性神经痛、患肢痛、雷诺综合征、血栓闭塞性脉管炎、带状疱疹等。

并发症：①局麻药的毒性反应；②药物意外注入椎管内，引起血压下降，呼吸停止；③气胸；④膈神经麻痹；⑤喉返神经麻痹。

2. 腰交感神经阻滞

腰交感神经节位于腰椎椎体的前侧面，左右有 4~5 对神经节，支配下肢，其中 L_2 交感神经节尤为重要。侧卧位操作时，阻滞侧在上，而俯卧位时在下腹部垫一枕头，使背部突出。在 L_3 棘突上缘旁开 4 cm 处作皮丘（局部麻醉），取 22G 10 cm 长的穿刺针，经皮丘垂直进针直至针尖触及 L_3 横突，测得皮肤至横突的距离。将针退至皮下，使针向内向头侧均呈 30° 倾斜，再刺入而触及椎体。然后调整针的方向，沿椎体旁滑过再进入 1~2 cm，抵达椎体前外侧缘，深度离横突不超过 4 cm，回抽无血无脑脊液，注入 0.25% 布比卡因或 1% 利多卡因（均含肾上腺素）10 mL，即可阻滞 L_2 交感神经节。阻滞后下肢温度升高，血管扩张。

并发症：①药液意外注入蛛网膜下腔；②局麻药毒性反应；③损伤引起局部血肿。

（三）椎管内药物治疗

1. 蛛网膜下腔注药

使用鞘内药物输注系统将吗啡注入，或注入 5%~10% 酚甘油以治疗晚期癌痛。

2. 硬脊膜外间隙注药

（1）糖皮质激素：主要治疗颈椎病和腰椎间盘突出症。可减轻或消除因脊神经根受机械性压迫引起的炎症，或消除髓核突出后释放出糖蛋白和类组胺等物质引起神经根的化学性炎症，从而缓解症状。

（2）阿片类药物：常用吗啡。因其成瘾问题，多限于癌症疼痛治疗。

（3）局麻药：可单独使用，但常与糖皮质激素或阿片类药物合用。

（四）痛点注射

主要用于慢性疼痛疾病，如腱鞘炎、肩周炎、肱骨外上髁炎、紧张性头痛及腰肌劳损等。

（五）针灸疗法

针灸疗法在我国具有悠久的历史，针刺疗法止痛确切，较灸法常用。适用于各种急、慢性疼痛治疗。针刺方法分为体针和耳针两种，体针疗法较常用。体针穴位选择原则如下：①近取法：在疼痛部位及其附近取穴，如颈肌筋膜炎取阿是穴；②远取法：根据循经取穴原则，选取与痛处相距较远的腧穴，如腰背痛取委中穴；③远取与近取相结合：如偏头痛取合谷、印堂、攒竹等穴位；④随证取穴：根据某些腧穴具有主治一些特殊病症的特点选穴，如阴郄、后溪治盗汗，内关、郄门治心区痛等。

（六）推拿疗法

在治疗时，医生根据病情在病人身体的特定部位或体表穴位，施用各种手法推拿，改善神经肌肉功能，调整脏器的功能状态，以达到治疗目的。

（七）物理疗法

物理疗法简称理疗，包括电疗、光疗、磁疗和石蜡疗法等。电疗法有短波、超短波、微波等高频电疗，以及直流电离子导入、感应电、电兴奋和间动电疗法等。光疗法常用近红外线和远红外线两种。其主要作用是消炎、镇痛、解痉、改善局部血液循环、软化瘢痕和兴奋神经肌肉等。

（八）经皮神经电刺激疗法

采用电脉冲刺激治疗仪，通过放置在身体相应部位皮肤上的电极板，将低压的低频和高频脉冲电流透过皮肤刺激神经，以提高痛阈、缓解疼痛。

（九）心理疗法

心理因素在慢性疼痛治疗中起着重要作用。心理疗法中医务人员采用解释、鼓励、安慰和保证等手段，帮助病人消除焦虑、忧郁和恐惧等不良心理因素，调动病人主观能动性，增强机体抗病痛的能力。此外，还有催眠与暗示疗法、认知疗法以及生物反馈疗法等。

三、癌痛治疗

约70%晚期癌症病人都有剧烈疼痛，对病人及其家庭和社会都带来很大影响。癌症病人常常有严重心理障碍，因此，在积极治疗癌痛的同时，要重视心理治疗，包括姑息保健。

（一）癌痛的三阶梯疗法

基本原则：①根据疼痛程度选择镇痛药物；②口服给药，一般以口服药为主；③按时服药，根据药理特性有规律地按时用药；④个体化用药，应根据具体病人和疗效用药。

第一阶梯，轻度疼痛时，选用非阿片类镇痛药，如阿司匹林；也可选用胃肠道反应较轻的布洛芬和对乙酰氨基酚等。第二阶梯，在轻、中度疼痛时，单用非阿片类镇痛药不能控制疼痛，应加用弱阿片类药以提高镇痛效果，代表药物为可待因。第三阶梯，选用强阿片类药，如吗啡。应根据疼痛的强度（如中、重度癌痛者）而不是根据癌症的预后或生命的时限选择用药。常用缓释或控释剂型。

在癌痛治疗中，常采取联合用药，即加用一些辅助药以减少主药的用量和副作用。常用辅助药物包括：①弱安定药，如地西泮和艾司唑仑等；②强安定药，如氯丙嗪和氟哌啶醇等；③抗抑郁药，如阿米替林。

（二）椎管内注药

1. 硬膜外间隙注入吗啡

可选择与疼痛部位相应的间隙进行穿刺，成功后置入导管以便反复注药。每次注入吗啡 1~2 mg，用生理盐水 10 mL 稀释，每日 1 次。

2. 蛛网膜下隙内注入神经毁损性药物

常用苯酚或无水乙醇注入蛛网膜下隙，破坏背根神经，使其产生脱髓鞘丧失传导功能从而达到止痛。

（1）苯酚：常用 5%~7%酚甘油，为重比重溶液。穿刺点应选择在拟麻痹脊神经根的中间点。病人痛侧向下卧位，穿刺针进入蛛网膜下隙后，将病人向背后倾斜 45°（即倒向操作者侧），然后缓慢注入酚甘油 0.5 mL，最多不超过 1 mL。这种体位可借助重比重药液下沉，使苯酚集中作用于痛侧神经。注药后保持原体位不变 20 分钟。

（2）无水乙醇：是轻比重溶液，病人应采取痛侧向上并前倾 45°体位，使拟被麻痹的后根神经处于最高点。穿刺点的确定同上，穿刺成功后注入药 0.5 mL，需要时酌情补加，总量不超过 2 mL。注药后维持原体位 30 分钟。

（三）放疗、化疗和激素疗法

放疗、化疗和激素疗法均为治疗癌症的方法，同时也可用作晚期癌症止痛。放疗或化疗用于对其敏感的癌瘤，可使肿块缩小，减少由于其压迫和侵犯神经组织引起的疼痛。对放疗敏感的癌瘤有精原细胞瘤、鼻咽癌、小细胞肺癌等。对于骨转移癌痛放疗效果显著。而化疗可用于乳癌、睾丸癌、卵巢癌等，肝动脉插管化疗对治疗肝癌有效。对于一些激素依赖性肿瘤可使用激素疗法，例如雄激素和孕激素用于晚期乳癌，雌激素用于前列腺癌，都能起到止痛的作用。

第四节　术后镇痛

术后疼痛是人体对手术创伤刺激的一种反应，它所引起的病理生理改变能影响术后恢复，甚至导致呼吸、泌尿及心血管系统的并发症。

一、镇痛药物

术后镇痛最常用的药物有阿片类药，如吗啡和芬太尼等；非阿片类药，如曲马多等。硬膜外镇痛时局麻药常选用罗哌卡因或布比卡因，如浓度低于 0.2% 则对运动神经的阻滞很弱，比较安全。

二、镇痛方法

传统的术后镇痛方法有口服药物，肌内、皮下、静脉注射药物和直肠给药等。这些方法存在局限性和隐患，如：①不能及时止痛；②血药浓度波动大，有效镇痛时间有限，镇痛效果往往不够满意；③不能个体化用药，对于药物需求量很大的病人常镇痛不全，而对于需求量较小的病人又可能用药过量，抑制呼吸；④重复肌内注射造成注射部位疼痛，对病人产生不良的心理影响。目前以硬膜外镇痛和病人自控镇痛法为好。

（一）硬膜外镇痛

包括硬膜外单次和持续给药。常选用吗啡，吗啡可透过硬膜外间隙进入蛛网膜下隙，作用于脊髓后角的阿片受体。成人常用剂量为 2~3 mg/次，用生理盐水稀释至 10 mL 注入，注药后约 30 分钟起效；持续 6~24 小时，平均为 12 小时。疼痛再度出现时，可重复给药。

不良反应：常有恶心、呕吐、皮肤瘙痒、尿潴留和呼吸抑制。药液中加入氟哌利多 2.5 mg，既可增强镇痛，又可减少恶心呕吐的发生。由于注射吗啡可产生延迟性呼吸抑制，故应密切观察，最好控制一次剂量在 2~3 mg，对老年危重病人更应警惕。

（二）病人自控镇痛

即在病人感到疼痛时，可自行按压病人自控镇痛的给药键，按设定的剂量注入镇痛药，从而达到止痛效果。它弥补了传统镇痛方法存在的镇痛不足和忽视病人个体差异，以及难以维持血药浓度稳定等问题。病人自控镇痛包括：注药泵；自动控制装置，一般用微电脑控制；输注管道和防止反流的单向活瓣等。

1. 分类

①病人自控静脉镇痛；②病人自控硬膜外镇痛。

2. 常用术语

①负荷剂量，指病人自控镇痛迅速达到无痛所需血药浓度，即最低有效镇痛浓度所需药量；②单次剂量，是指病人因镇痛不全所追加的镇痛药剂量；③锁定时间，是指设定的两个单次有效给药的间隔时间，在此期间 PCA 装置不执行单次剂量指令；④背景剂量为设定的持续给药量。

3. 注意事项

病人自控静脉镇痛主要以麻醉性镇痛药为主，常用吗啡、芬太尼或曲马多等。病人自控硬膜外镇痛则以局麻药和麻醉性镇痛药复合应用。无论采用病人自控静脉镇痛或病人自控硬膜外镇痛，医生都应事先向病人讲明使用的目的和正确的操作方法。病人自控镇痛开始时，常给一负荷剂量作为基础，再以背景剂量维持。遇镇痛不全时，病人可自主给予单次剂量，以获得满意的镇痛效果。在疼痛的治疗中，医生应根据病情及用药效果，合理调整单次剂量、锁定时间以及背景剂量；做好充分准备，治疗和抢救并发症和药物不良反应。达到安全有效的个体化镇痛的目的。

　　鉴于术后疼痛机制的复杂性（多机制）以及现有镇痛方式的局限性，提倡实施多模式镇痛，即联合运用不同作用机制的药物或技术以提高镇痛效果。

　　另外，术后镇痛需要适当的组织机构应用专业知识进行疼痛评估、处理、病人宣教等，急性疼痛服务团队，是较好的术后疼痛管理模式。急性疼痛服务通过多学科联合小组（专职的麻醉医师、病房医师、病房护士、专职的麻醉护士）来实施全天候的术后镇痛。

第三章 围术期处理

围术期是指从决定手术治疗时起,到与本次手术有关的治疗基本结束为止的一段时间,包括手术前、手术中和手术后三个阶段。创伤病人术前期可能仅数分钟,复杂病人可能需数天甚至更长时间,以查清病情,做好充分准备,为手术成功创造最佳条件。手术后期,要采取综合治疗措施,防治可能发生的并发症,尽快地恢复生理功能,促使病人早日康复。术后期的长短可因不同疾病及术式而有所不同。围术期处理目的是为病人手术顺利康复做充分而细致的工作,包括术前准备、术中保障和术后处理几大部分,这与近年来提倡的加速康复外科理念完全一致。

第一节 术前准备

病人的术前准备与疾病的轻重缓急、手术范围的大小有密切关系。按照手术的时限性,外科手术可分为3种:①急症手术:例如外伤性肠破裂,在最短时间内进行必要的准备后立即手术。在胸腹腔内大血管破裂等十分急迫的情况下,为抢救生命,必须争分夺秒地进行紧急手术。②限期手术:例如各种恶性肿瘤根治术,手术时间虽可选择,但不宜延迟过久,应在尽可能短的时间内做好术前准备。③择期手术:例如胆囊结石胆囊切除术、甲状腺腺瘤切除术及腹股沟疝修补术等,可在充分的术前准备后选择合适时机进行手术。

手术前,要对病人的全身情况有足够的了解,查出可能影响整个病程的各种潜在因素,包括心理和营养状态,心、肺、肝、肾、内分泌、血液以及免疫系统功能等。因此，必须详细询问病史，全面地进行体格检查，除了常规的实验室检查外，还需要进行一些涉及重要器官功能的检查评估，以便发现问题，在术前予以纠正，术中和术后加以防治，并对病人的手术耐受力做出细致的估计。

一、一般准备

一般准备包括心理准备和生理准备两方面。

（一）心理准备

病人术前难免有恐惧、紧张及焦虑等情绪，或对手术及预后有多种顾虑。医务人员应给予充分的关怀和鼓励，就病情、施行手术的必要性、可能取得的效果、手术的危险性、可能发生的并发症、术后恢复过程和预后，以及清醒状态下施行手术因体位造成的不适等，以恰当的言语和口吻对病人作适度的解释，使病人能以积极的心态配合手术和术后治疗。向病人家属或（和）监护人作详细介绍和解释，取得他们的信任和同意，协助做好病人的心理准备工作，配合整个治疗过程顺利进行。应履行书面知情同意手续，包括手术、麻醉的知情同意书、输血治疗同意书等，由病人本人或法律上有责任的亲属（或监护人）签署。为挽救生命而需紧急手术，若亲属未赶到，须在病史中记录清楚。

（二）生理准备

对病人生理状态进行调整，使病人能在较好的状态下安全度过手术和术后的治疗过程。

1. 为手术后变化的适应性锻炼

这类锻炼包括术前练习在床上大小便，教会病人正确的咳嗽和咳痰方法。有吸烟史的病人，术前 2 周应停止吸烟。

2. 输血和补液

施行中、大型手术者，术前应做好血型鉴定和交叉配合试验，备好一定数量的血制品。对有水、电解质及酸碱平衡失调和贫血、低蛋白血症的病人应在术前予以纠正。

3. 预防感染

术前应采取多种措施提高病人的体质，预防感染。例如：及时处理龋齿或已发现的感染灶；病人在术前不与罹患感染者接触。严格遵循无菌原则，手术操作轻柔，减少组织损伤等是防止手术感染的重要环节。下列情况需要预防性应用抗生素：①涉及感染病灶或切口接近感染区域的手术；②胃肠道手术；③操作时间长、创伤大的手术；④开放性创伤，创面已污染或有广泛软组织损伤，创伤至实施清创的间隔时间较长，或清创所需时间较长以及难以彻底清创者；⑤癌肿手术；⑥涉及大血管的手术；⑦需要植入人工制品的手术；⑧脏器移植术。预防性抗生素的给药方法：术前 0.5~2 小时内，或麻醉开始时首次给药；手术时间超过 3 小时或失血量大于 1500 mL，术中可给予第 2 剂；总预防用药时间一般不超过 24 小时，个别情况可延长至 48 小时。

4. 胃肠道准备

成人从术前 8~12 小时开始禁食，术前 4 小时开始禁饮，以防因麻醉或术中的呕吐而引起窒息或吸入性肺炎。必要时可行胃肠减压。涉及胃肠道手术者，术前 1~2 日开始进流质饮食，有幽门梗阻的病人，需在术前进行洗胃。结直肠手术，酌情在术前 1 日及手术当天清晨行清洁灌肠或结肠灌洗，并于术前 2~3 天开始进流食、口服肠道制菌药物，以减少术后并发感染的机会。

5. 其他

手术前夜，可给予镇静剂，以保证良好的睡眠。如发现病人有与疾病无关的体温升高，或妇女月经来潮等情况，应延迟手术日期。进手术室前，应排尽尿液；估计手术时间长，或是盆腔手术，应留置导尿管，使膀胱处于空虚状态。若病人有活动义齿，术前应取下，以免麻醉或术中脱落造成误咽或误吸。

二、特殊准备

除要做好上述一般的术前准备外，还需根据病人的具体情况，做好多方面的特殊准备。

(一) 营养不良

术前营养不良是术后并发症发生率和死亡率提高的重要危险因素。评估术前营养不良的程度以及予以适当的纠正，是外科围术期重要的治疗措施。营养状况的评估应包括病人的详尽的病史、体格检查，尤其要关注病人食欲、营养吸收以及发病以来的体重变化等。因病所致体重下降>20%，不仅死亡率上升，术后感染率也会增加3倍。实验室检查评估病人营养状况的指标包括血清中白蛋白、转铁蛋白、前白蛋白水平等。对于严重营养不良的病人，应当予以适当的营养支持改善病人的营养状况之后再施行手术治疗。

(二) 围术期

脑卒中不常见（一般为<1%，心脏手术约为2%~5%）。80%都发生在术后，多因低血压、心房纤颤的心源性栓塞所致。危险因素包括老年、高血压、冠状动脉疾病、糖尿病和吸烟等。对无症状的颈动脉杂音，近期有短暂脑缺血发作的病人，应进一步检查与治疗。近期有脑卒中史者，择期手术应至少推迟2周，最好6周。

(三) 心血管病

高血压者应继续服用降压药物，避免戒断综合征。病人血压在160/100 mmHg以下，可不必做特殊准备。血压过高者（>180/100 mmHg），术前应选用合适的降压药物，使血压平稳在一定水平，但不要求降至正常后才做手术。对原有高血压病史，进入手术室血压急骤升高者，应与麻醉师共同处理，根据病情和手术性质，抉择实施或延期手术。

对伴有心脏疾病的病人，施行手术的死亡率明显高于非心脏病者。有时甚至需要外科医生、麻醉医生和内科医生共同对心脏危险因素进行评估和处理。

（四）肺功能障碍

术后肺部并发症和相关的死亡率仅次于心血管系统，居第二位。有肺病史或预期行肺切除术、食管或纵隔肿瘤切除术者，术前尤应对肺功能进行评估。危险因素包括慢性阻塞性肺疾病、吸烟、年老、肥胖、急性呼吸系统感染。无效咳嗽和呼吸道反射减弱，会造成术后分泌物的潴留，增加细菌侵入和肺炎的易感性。胸部 X 线检查可以鉴别肺实质病变或胸膜腔异常；红细胞增多症可能提示慢性低氧血症；$PaO_2 < 8.0$ kPa（60 mmHg）和 $PaCO_2 > 6.0$ kPa（45 mmHg），围术期肺并发症可能增加。对高危病人，术前肺功能检查具有重要意义，第 1 秒最大呼气量（FEV_1）<2L 时，可能发生呼吸困难，$FEV_1 < 50\%$，提示肺重度功能不全，可能需要术后机械通气和特殊监护，术前应行相应的呼吸功能锻炼。

如果病人每天吸烟超过 10 支，戒烟极为重要。戒烟 1~2 周，黏膜纤毛功能可恢复，痰量减少；戒烟 6 周，可以改善肺活量。术前鼓励病人呼吸训练，增加功能残气量，可以减少肺部并发症。急性呼吸系统感染者，择期手术应推迟至治愈后 1~2 周；如系急症手术，需加用抗生素，尽可能避免吸入麻醉。阻塞性呼吸道疾病者，围术期应用支气管扩张药；喘息正在发作者，择期手术应推迟。

（五）肾疾病

麻醉、手术创伤都会加重肾脏的负担。急性肾衰竭的危险因素包括术前血尿素氮和肌酐升高，充血性心力衰竭、老年、术中低血压、夹闭腹主动脉、脓毒症、使用肾毒性药物（如氨基糖苷类抗生素和放射性造影剂）等。实验室检查血钠、钾、钙、磷、血尿素氮、肌酐等，对评价肾功能很有帮助。慢性肾功能不全的病人围术期应当多学科配合（包括外科、麻醉、肾脏内科团队等）做好围术期准备工作，最大限度地改善肾功能，如果需要透析，应在计划手术 24 小时以内进行。对于术前存在肾衰竭的病人，应当维持电解质（尤其是血清钾）在正常范围内。若合并有其他肾衰竭的危险因素，选择有肾毒性的药物如氨基糖苷类抗生素、非甾体抗炎药和麻醉剂时，都应特别慎重。

（六）糖尿病

糖尿病病人在整个围术期都处于应激状态，其并发症发生率和死亡率较无糖尿病者上升50%。术前血糖控制不良的病人，术后并发症发生率和围术期死亡率显著升高。对糖尿病人的术前评估包括糖尿病慢性并发症（如心血管、肾疾病）和血糖控制情况，并作相应处理：①仅以饮食控制病情者，术前不需特殊准备。②口服降糖药的病人，应继续服用至手术的前一天晚上；服长效降糖药如氯磺丙脲，应在术前2~3日停服。禁食病人需静脉输注葡萄糖加胰岛素维持血糖轻度升高状态（5.6~11.2 mmol/L）。③平时用胰岛素者，术前应以葡萄糖和胰岛素维持正常糖代谢。在手术日晨停用胰岛素。④伴有酮症酸中毒的病人，需要接受急症手术，应当尽可能纠正酸中毒、血容量不足、电解质失衡（特别是低血钾）。对糖尿病病人在术中应根据血糖监测结果，静脉滴注胰岛素控制血糖。严重的、未被认识的低血糖危险性更大。近年来，重症病人的血糖控制和强化胰岛素治疗已受广泛重视，围术期将血糖控制在 7.77~9.99 mmol/L 是比较理想的范围。

（七）凝血障碍

常规凝血试验阳性的发现率低，根据凝血酶原时间（PT）、活化部分凝血活酶时间（APTT）及血小板计数，识别严重凝血异常的也仅占0.2%。所以仔细询问病史和体格检查尤为重要。病史中询问病人及家族成员有无出血和血栓栓塞史；是否曾输血，有无出血倾向，如手术和月经有无严重出血，是否易发生皮下瘀斑、鼻出血或牙龈出血等；是否同时存在肝、肾疾病；有无营养不良的饮食习惯，过量饮酒，服用阿司匹林、非甾体抗炎药物或降血脂药（可能导致维生素 K

缺乏），抗凝治疗（如心房纤颤、静脉血栓栓塞、机械心瓣膜时服华法林）等。查体时应注意皮肤、黏膜出血点（紫癜），脾大或其他全身疾病征象。术前 7 天停用阿司匹林，术前 2~3 天停用非甾体抗炎药，术前 10 天停用抗血小板药噻氯匹啶和氯吡格雷。如果临床确定有凝血障碍，择期手术前应作相应的治疗。当血小板 $<50\times10^9$/L，建议输血小板；大手术或涉及血管部位的手术，应保持血小板达 75×10^9/L；神经系统手术，血小板临界点不小于 100×10^9/L。脾肿大和免疫引起的血小板破坏，输血小板难以奏效，不建议常规预防性输血小板。紧急情况下，药物引起的血小板功能障碍，可给 DDAVP（1-脱氨-8 右旋-精氨酸加压素），输血小板。对于需要抗凝治疗的病人，应当综合评估、权衡术中出血和术后血栓形成的利与弊。血友病病人的围术期相关处理，常需请血液内科医生协助。

（八）下肢深静脉血栓形成的预防

静脉血栓形成是术后最为常见的并发症之一。由于静脉血栓形成有一定的发生率和死亡率，所以凡是大手术时均应进行预防。围术期发生静脉血栓形成的危险因素包括年龄>40 岁，肥胖，有血栓形成病史，静脉曲张，吸烟，大手术（特别是盆腔、泌尿外科、下肢和癌肿手术），长时间全身麻醉和凝血功能异常，如抗凝血酶 m 缺乏、血纤维蛋白原异常、C 蛋白缺乏、血小板增多症和超高黏度综合征。血栓形成常发生在下肢深静脉，一旦血栓脱落可发生致命的肺动脉栓塞。因此，有静脉血栓危险因素者，应预防性使用低分子量肝素，间断气袋加压下肢或口服华法林（近期曾接受神经外科手术或有胃肠道出血的病人慎用）。对于高危病人（如曾有深静脉血栓形成和肺栓塞者），可联合应用多种方法如抗凝、使用间断加压气袋等，对预防静脉血栓形成有积极意义。

第二节 术后处理

术后处理是围术期处理的一个重要阶段，是连接术前准备、手术与术后康复之间的桥梁。术后处理得当，能使手术应激反应减轻到最低程度。

一、常规处理

（一）术后医嘱

这一医疗文件的书写包括诊断、施行的手术、监测方法和治疗措施，例如止痛、抗生素应用、伤口护理及静脉输液，各种管道、插管、引流物、吸氧等处理。

（二）监测

手术后多数病人可返回原病房，需要监护的病人可以送进外科重症监测治疗室（ICU）。常规监测生命体征，包括体温、脉率、血压、呼吸频率、每小时（或数小时）尿量，记录出入量。有心、肺疾病或有心肌梗死危险的病人应予无创或有创监测中心静脉压（CVP），肺动脉楔压及心电监护，采用经皮氧饱和度监测仪动态观察动脉血氧饱和度。

（三）静脉输液

长时间手术过程中，经手术野有很多不显性液体丢失，术中广泛解剖和组织创伤又使大量液体重新分布到第三间隙，因此病人术后应接受足够量的静脉输液直至恢复进食。术后输液的量、成分和输注速度，取决于手术的大小、病人器官功能状态和疾病严重程度。肠梗阻、小肠坏死、肠穿孔病人，术后24小时内需补给较多的晶体。但输液过量又可以导致肺水肿和充血性心力衰竭；休克和脓毒症病人由于液体自血管外渗至组织间隙，会出现全身水肿，此时估计恰当的输液量显得十分重要。

（四）引流管

引流的种类，吸引的压力，灌洗液及次数，引流的部位及护理方式也应写进医嘱。要经常检查放置的引流物有无阻塞、扭曲等情况，换药时要注意引流物的妥善固定，以防落入体内或脱出，并应记录、观察引流物的量和性质，它有可能提示有无出血或瘘等的发生。

二、卧位

手术后，应根据麻醉及病人的全身状况、术式、疾病的性质等选择体位，使病人处于既舒适又便于活动的体位。全身麻醉尚未清醒的病人除非有禁忌，均应平卧，头转向一侧，直到清醒，使口腔内分泌物或呕吐物易于流出，避免误吸入气管。蛛网膜下腔阻滞的病人，应平卧或头低卧位 12 小时，以防止因脑脊液外渗致头痛。全身麻醉清醒后、蛛网膜下腔阻滞 12 小时后，以及硬脊膜外腔阻滞、局部麻醉等病人，可根据手术需要选择体位。

施行颅脑手术后，如无休克或昏迷，可取 15°～30°头高脚低斜坡卧位。施行颈、胸手术后，多采用高半坐位卧式，以便于呼吸及有效引流。腹部手术后，多取低半坐位卧式或斜坡卧位，以减少腹壁张力。脊柱或臀部手术后，可采用俯卧或仰卧位。腹腔内有污染的病人，在病情许可情况下，尽早改为半坐位或头高脚低位，以便体位引流。休克病人，应取下肢抬高 15°～20°，头部和躯干抬高 20°～30°的特殊体位。肥胖病人可取侧卧位，有利于呼吸和静脉回流。

三、各种不适的处理

（一）疼痛

麻醉作用消失后，切口受到刺激时会出现疼痛。术后疼痛可引起呼吸、循环、胃肠道和骨骼肌功能变化，甚至引起并发症。胸部和上腹部手术后疼痛，使病人自觉或不自觉固定胸肌、腹肌和膈肌，不愿深呼吸，促成肺膨胀不全。活动减少，引起静脉淤滞、血栓形成和栓塞。术后疼痛也会致儿茶酚胺和其他应激激素的释放，引起血管痉挛、高血压，严重的发生卒中、心肌梗死和出血。有效的止痛会改善大手术的预后。常用的麻醉类镇痛药有吗啡、哌替啶和芬太尼。临床应用时，在达到有效镇痛作用的前提下，药物剂量宜小，用药间隔时间应逐渐延长，及早停用镇痛剂有利于胃肠动力的恢复。硬膜外阻滞可留置导管数日，连接镇痛泵以缓解疼痛，特别适合于下腹部手术和下肢手术的病人。

（二）呃逆

术后发生呃逆者并不少见，多为暂时性，但有时可为顽固性。呃逆的原因可能是神经中枢或膈肌直接受刺激引起。手术后早期发生者，可采用压迫眶上缘，短时间吸入二氧化碳，抽吸胃内积气、积液，给予镇静或解痉药物等措施。施行上腹部手术后，如果出现顽固性呃逆，要特别警惕膈下积液或感染之可能。此时，应作 CT、X 线平片或超声检查，一旦明确有膈下积液或感染，需要及时处理。

四、胃肠道

剖腹术后，胃肠道蠕动减弱。麻醉、手术对小肠蠕动影响很小，胃蠕动恢复较慢，右半结肠需 48 小时，左半结肠 72 小时。胃和空肠手术后，上消化道推进功能的恢复需 2~3 天。在食管、胃和小肠手术后，有显著肠梗阻、神志欠清醒（防止吸入），以及急性胃扩张的病人，应插鼻胃管，连接负压、间断吸引装置，经常冲洗，确保鼻胃管通畅，留置 2~3 天，直到正常的胃肠蠕动恢复（可闻及肠鸣音或已排气）。罂粟碱类药物能影响胃肠蠕动。胃或肠造口导管应进行重力（体位）引流或负压、间断吸引。空肠造口的营养管可在术后第 2 天滴入营养液。

造口的导管需待内脏与腹膜之间形成牢靠的粘连方可拔除（约术后 3 周）。

五、活动

手术后，如果镇痛效果良好，原则上应该早期床上活动，争取在短期内起床活动。早期活动有利于增加肺活量，减少肺部并发症，改善全身血液循环，促进切口愈合，减少深静脉血栓形成的发生率。此外，尚有利于肠道蠕动和膀胱收缩功能的恢复，从而减少腹胀和尿潴留的发生。有休克、心力衰竭、严重感染、出血、极度衰弱等情况，以及施行过有特殊固定、制动要求的手术病人，则不宜早期活动。

早期起床活动，应根据病人的耐受程度，逐步增加活动量。在病人已清醒、麻醉作用消失后，就应鼓励在床上活动，如深呼吸、四肢主动活动及间歇翻身等。足趾和踝关节伸屈活动，下肢肌松弛和收缩的交替运动，有利于促进静脉回流。痰多者，应定时咳痰，病人可坐在床沿上，做深呼吸和咳嗽。

六、缝线拆除

缝线的拆除时间，可根据切口部位、局部血液供应情况、病人年龄、营养状况等来决定。一般头、面、颈部在术后 4~5 日拆线，下腹部、会阴部在术后 6~7 日拆线，胸部、上腹部、背部、臀部手术 7~9 日拆线，四肢手术 10~12 日拆线（近关节处可适当延长），减张缝线 14 日拆线。青少年病人可适当缩短拆线时间，年老、营养不良病人可延迟拆线时间，也可根据病人的实际情况采用间隔拆线。电刀切口，也应推迟 1~2 日拆线。

对于初期完全缝合的切口，拆线时应记录切口愈合情况，可分为 3 类：①清洁切口（Ⅰ类切口），指缝合的无菌切口，如甲状腺大部切除术等。②可能污染切口（Ⅱ类切口），指手术时可能带有污染的缝合切口，如胃大部切除术等。皮肤不容易彻底消毒的部位、6 小时内的伤口经过清创术缝合、新缝合的切口再度切开者，也属此类。③污染切口（Ⅲ类切口），指邻近感染区或组织直接暴露于污染或感染物的切口，如阑尾穿孔的阑尾切除术、肠梗阻坏死的手术等。切口的愈合也分为3级：①甲级愈合，用"甲"字代表，指愈合优良，无不良反应。②乙级愈合，用"乙"字代表，指愈合处有炎症反应，如红肿、硬结、血肿、积液等，但未化脓。③丙级愈合，用"丙"字代表，指切口化脓，需要做切开引流等处理。应用上述分类分级方法，观察切口愈合情况并作出记录。如甲状腺大部切除术后愈合优良，则记以"Ⅰ/甲"；胃大部切除术切口血肿，则记以"Ⅱ/乙"，余类推。

第三节　术后并发症的防治

手术后可能发生各种并发症，掌握其发生原因及临床表现，如何预防，一旦发生后应采取的治疗措施，是术后处理的一个重要组成部分。术后并发症可由原发病、手术或一些不相关的因素引起。有时候原已存在的并发症又可导致另一并发症（如术后大出血可能引起心肌梗死）。

一、术后出血

术中止血不完善、创面渗血未完全控制、痉挛的小动脉断端舒张、结扎线脱落、凝血障碍等，都是造成术后出血的原因。

术后出血可以发生在手术切口、空腔器官及体腔内。腹腔手术后24小时之内出现休克，应考虑到有内出血。表现为心搏过速，血压下降，尿排出量减少，外周血管收缩。如果出血持续，腹围可能增加。血细胞比容在4~6小时内常无显著变化，对快速失血病例的诊断价值有限。超声检查及腹腔穿刺，可以明确诊断。胸腔手术后从胸腔引流管内每小时引流出血液量持续超过100 mL，就提示有内出血。摄胸部X线平片，可显示胸腔积液。术后循环衰竭的鉴别诊断包括肺栓塞、心律失常、气胸、心肌梗死和严重的过敏反应等。中心静脉压低于0.49 kPa（5cmH$_2$O）；每小时尿量少于25 mL；在输给足够的血液和液体后，休克征象和监测指标均无好转，或继续加重，或一度好转后又恶化等，都提示有术后出血，应当迅速再手术止血，清除血凝块，用生理盐水冲洗腹腔。

二、术后发热与低体温

（一）发热

发热是术后最常见的症状，术后发热一般不一定表示伴发感染。非感染性发热通常比感染性发热来得早（分别平均在术后1.4日和2.7日）。

术后第一个24小时出现高热（>39 ℃），如能排除输血反应，多考虑链球菌或梭菌感染，吸入性肺炎，或原已存在的感染。

非感染性发热的主要原因：手术时间长（>2小时）、广泛组织损伤、术中输血、药物过敏、麻醉剂（氟烷或安氟醚）引起的肝中毒等。如体温不超过38 ℃，可不予处理。高于38.5 ℃，病人感到不适时，可予以物理降温，对症处理，严密观察。感染性发热的危险因素包括病人体弱、高龄、营养状况差、糖尿病、吸烟、肥胖、使用免疫抑制药物或原已存在的感染病灶。拟用的预防性抗生素被忽视也是因素之一。手术因素有止血不严密、残留无效腔、组织创伤等。感染性发热除伤口和其他深部组织感染外，其他常见发热病因包括肺膨胀不全、肺炎、尿路感染、化脓性或非化脓性静脉炎等。

（二）低体温

轻度低体温也是一个常见的术后并发症，多因麻醉药阻断了机体的调节过程，开腹或开胸手术热量散失，输注冷的液体和库存血液。病人对轻度低体温耐受良好，除使周围血管阻力轻微增加和全身耗氧减少之外，对机体无大妨碍。然而明显的低体温会引起一系列的并发症：周围血管阻力明显增加，心脏收缩力减弱，心排血量减少，神经系统受抑制，由于凝血系统酶功能失常可致凝血障碍。深度低体温通常与大手术，特别是多处创伤的手术，输注大量冷的液体和库存血液有关。

术中应监测体温。大量输注冷的液体和库存血液时，应通过加温装置，必要时用温盐水反复灌洗体腔，术后注意保暖，可以预防术后低体温。

三、呼吸系统并发症

术后死亡原因中，呼吸系统并发症占第二位。年龄超过 60 岁，呼吸系统顺应性差，残气容积和呼吸无效腔增加，有慢性阻塞性肺疾病病史等（慢性支气管炎、肺气肿、哮喘、肺纤维化），更易招致呼吸系统并发症。

（一）肺膨胀不全

上腹部手术的病人，肺膨胀不全发生率为 25%，老年、肥胖，长期吸烟和有呼吸系统疾病的病人更常见，最常发生在术后 48 小时之内（90% 的发热可能与该并发症有关）。如果超过 72 小时，肺炎则不可避免。但多数病人都能自愈。

预防和治疗：叩击胸、背部，鼓励咳嗽和深呼吸，经鼻气管吸引分泌物。严重慢性阻塞性肺疾病病人，雾化吸入支气管扩张剂和溶黏蛋白药物有效。有气道阻塞时，应行支气管镜吸引。

（二）术后肺炎

易患因素有肺膨胀不全，异物吸入和大量的分泌物。腹腔感染需要长期辅助呼吸者，酿成术后肺炎的危险性最高。气管插管损害黏膜纤毛转运功能、给氧、肺水肿、吸入异物和应用皮质激素，都影响肺泡巨噬细胞的活性。在术后死亡的病人中，约一半直接或间接与术后肺炎有关，50% 以上的术后肺炎，系革兰阴性杆菌引起。

（三）肺栓塞

肺栓塞是由内源性或外源性的栓子堵塞肺动脉主干或分支，引起肺循环障碍的临床和病理生理综合征。包括肺血栓栓塞症、脂肪栓塞综合征、羊水栓塞、空气栓塞、肿瘤栓塞和细菌栓塞。肺栓塞的易患因素较多，例如年龄（50 岁以上）、下肢深静脉血栓形成、创伤、软组织损伤、烧伤、心肺疾病、肥胖、某些血液病、代谢病（糖尿病）等。临床表现可为：突发性呼吸困难、胸痛、咯血、晕厥；不明原因的急性右心衰竭或休克、血氧饱和度下降；肺动脉瓣区收缩期杂音、P_2 亢进等。肺栓塞的治疗主要包括以下几点内容。①一般处理：重症监护、绝对卧床、适当应用镇静、止痛药物缓解病人的焦虑和惊恐症状。②呼吸支持：吸氧、气管插管机械通气。③循环支持。④溶栓、抗凝治疗等。其预后与呼吸功能不全的严重程度相关。

四、术后感染

（一）腹腔脓肿和腹膜炎

表现为发热、腹痛、腹部触痛及白细胞增加。如为弥漫性腹膜炎，应急诊剖腹探查。如感染局限，行腹部和盆腔超声或 CT 扫描常能明确诊断。腹腔脓肿定位后可在超声引导下作穿刺置管引流，必要时需开腹引流。可根据细菌培养的药敏结果针对性选用抗生素治疗。

（二）真菌感染

临床上多为假丝酵母菌（念珠菌）所致，常发生在长期应用广谱抗生素的病人，若有持续发热，又未找出确凿的病原菌，此时应想到真菌感染的可能性。应行一系列的真菌检查，包括血培养，拔除全部静脉插管，检查视网膜是否有假丝酵母菌眼内炎。治疗可选用两性霉素 B 或氟康唑等。

五、切口并发症

(一) 血肿、积血和血凝块

血肿、积血和血凝块是最常见的并发症，几乎都归咎于止血技术的缺陷。促成因素有服用阿司匹林，小剂量肝素，原已存在的凝血障碍，术后剧烈咳嗽，以及血压升高等。表现为切口部位不适感，肿胀和边缘隆起、变色，血液有时经皮肤缝线外渗。甲状腺、甲状旁腺或颈动脉术后引起的颈部血肿特别危险，因为血肿可迅速扩展，压迫呼吸道。小血肿能再吸收，但伤口感染概率增加。治疗方法：在无菌条件下排空凝血块，结扎出血血管，再次缝合伤口。

(二) 血清肿

血清肿系伤口的液体积聚而非血或脓液，与手术切断较多的淋巴管（如乳房切除术、腹股沟区域手术等）有关。血清肿使伤口愈合延迟，增加感染的危险。皮下的血清肿可用空针抽吸，敷料压迫，以阻止淋巴液渗漏和再积聚。腹股沟区域的血清肿多在血管手术之后，空针抽吸有损伤血管和增加感染的危险，可让其自行吸收。如果血清肿继续存在，或通过伤口外渗，在手术室探查切口，结扎淋巴管。

(三) 伤口裂开

伤口裂开系指手术切口的任何一层或全层裂开。腹壁全层裂开常有腹腔内脏膨出。切口裂开可以发生在全身各处，但多见于腹部及肢体邻近关节的部位，主要原因有：①营养不良，组织愈合能力差；②切口缝合技术有缺陷，如缝线打结不紧，组织对合不全等；③腹腔内压力突然增高的动作，如剧烈咳嗽，或严重腹胀。切口裂开常发生于术后1周之内。往往在病人一次腹部突然用力时，自觉切口疼痛和突然松开，有淡红色液体自切口溢出。除皮肤缝线完整而未裂开外，深层组织全部裂开，称部分裂开；切口全层裂开，有肠或网膜脱出者，为完全裂开。

预防和治疗：缝线距伤口缘 2~3cm，针距 1cm，消灭无效腔，引流物勿通过切口。除根据其原因采取适当措施外，对估计发生此并发症可能性很大的病人，可使用以下预防方法：①在依层缝合腹壁切口的基础上，加用全层腹壁减张缝线；②应在良好麻醉、腹壁松弛条件下缝合切口，避免强行缝合造成腹膜等组织撕裂；③及时处理腹胀；④病人咳嗽时，最好平卧，以减轻咳嗽时横膈突然大幅度下降，骤然增加的腹内压力；⑤适当的腹部加压包扎，也有一定的预防作用。

切口完全裂开时，要立刻用无菌敷料覆盖切口，在良好的麻醉条件下重予缝合，同时加用减张缝线。切口完全裂开再缝合后常有肠麻痹，术后应放置胃肠减压装置。切口部分裂开的处理，按具体情况而定。

（四）切口感染

切口感染表现为伤口局部红、肿、热、疼痛和触痛，有分泌物（浅表伤口感染），伴有或不伴有发热和白细胞增加。处理原则：在伤口红肿处拆除伤口缝线，使脓液流出，同时行细菌培养。清洁手术，切口感染的常见病原菌为葡萄球菌和链球菌，会阴部或肠道手术切口感染的病原菌可能为肠道菌丛或厌氧菌丛，应选用相应的抗菌药治疗。累及筋膜和肌肉的严重感染，需要急诊切开清创、防治休克和静脉应用广谱抗生素（含抗厌氧菌）。

六、泌尿系统并发症

（一）尿潴留

手术后尿潴留较为多见，尤其是老年病人、盆腔手术、会阴部手术或蛛网膜下隙麻醉后排尿反射受抑制，切口疼痛引起膀胱和后尿道括约肌反射性痉挛，以及病人不习惯床上排尿等，都是常见原因。凡是手术后 6~8 小时尚未排尿，或者虽有排尿，但尿量甚少，次数频繁，都应在下腹部耻骨上区做叩诊检查，如发现明显浊音区，即表明有尿潴留，应及时处理。安抚病人情绪，如无禁忌，可协助病人坐于床沿或立起排尿。如无效，可在无菌条件下进行导尿。尿潴留时间过长，导尿时尿液量超过 500 mL 者，应留置导尿管 1~2 日，有利于膀胱壁逼尿肌收缩力的恢复。有器质性病变，如骶前神经损伤、前列腺肥大等，需要留置导尿管 4~5 天。

（二）泌尿道感染

下泌尿道感染是最常见的获得性医院内感染。泌尿道原已存在的污染，尿潴留和各种泌尿道的操作是主要原因。短时间（<48 小时）膀胱插管的病人，约 5% 出现细菌尿，然而有临床症状的仅为 1%。急性膀胱炎表现为尿频、尿急、尿痛和排尿困难，有轻度发热；急性肾盂肾炎则有高热、腰部疼痛与触痛。尿液检查有大量白细胞和脓细胞，细菌培养得以确诊。

预防措施有：严格要求无菌操作，防止泌尿系统污染，预防和迅速处理尿潴留。治疗措施包括：给予足量的液体、膀胱彻底引流和针对性应用抗生素。

第四章 外科病人的代谢变化及营养治疗

人体在正常生命活动过程中需要不断摄取各种营养物质，通过转化和利用以维持机体的新陈代谢。外源性营养底物包括碳水化合物、脂肪、蛋白质、水、电解质、微量元素和维生素，这些营养物质进入人体后，参与体内一系列代谢过程，通过氧化过程产生能量，成为机体生命活动必不可少的能源，通过合成代谢使人体结构得以生长、发育、修复及再生。

外科病人由于疾病和手术创伤，机体会发生明显的代谢改变，此时如果得不到及时、足够的营养补充，易导致营养不良，影响组织、器官的结构和功能以及机体的康复过程，严重者将会导致多器官功能衰竭，从而影响病人的预后。临床营养支持已经成为重症病人救治中不可缺少的重要措施。充分了解机体各种状况下的代谢变化，有效地提供合适的营养底物，选择正确的喂养途径和时机，可降低应激状况下机体的分解代谢，维护重要脏器的功能，提高救治成功率，改善病人的临床结局。

第一节 外科病人的代谢变化

正常情况下机体将食物中所含的营养物质转化成生命活动所需的能量或能量储存形式，以维持机体正常新陈代谢和生理功能。疾病状态下机体可发生一系列代谢改变，以适应疾病或治疗等状况。

一、正常情况下的物质代谢

正常生命活动中需要不断摄取各种营养物质，通过转化和利用以维持机体新陈代谢。食物中碳水化合物、脂肪、蛋白质、水、电解质、微量元素和维生素等营养底物进入人体后，参与体内一系列代谢过程，通过合成代谢使人体结构得以生长、发育、修复及再生，并为机体生命活动提供必不可少的能源。

（一）碳水化合物

主要生理功能是供能，同时也是细胞结构的重要成分。正常情况下，碳水化合物提供约 55%～65% 维持成人机体正常功能所需的能量，机体一些组织器官如大脑神经细胞、肾上腺及血细胞等则完全依赖葡萄糖氧化供能。食物中碳水化合物经消化道消化、吸收后以葡萄糖、糖原及含糖复合物形式存在。碳水化合物在体内代谢过程主要体现为葡萄糖的代谢，正常情况下，进入和移出血液中的葡萄糖处于相对平衡状态，使血糖维持在 $4.5～5.5$ mmol/L 水平。血糖来源于食物中糖的消化和吸收、肝糖原分解或肝脏糖异生作用；血糖去路则为周围组织及肝脏摄取利用、糖原合成、转化为非糖物质或其他含糖物质。血糖水平保持恒定是糖、脂肪、氨基酸代谢协调的结果，也是肝脏、肌肉、脂肪组织等器官组织代谢协调的结果。

（二）蛋白质

蛋白质是构成生物体的重要组成成分，在生命活动中起着极其重要的作用。蛋白质的主要生理功能是参与构成各种细胞组织，维持细胞组织生长、更新和修复，参与多种重要生理功能及氧化供能。食物中的蛋白质是人体蛋白质的主要来源，在蛋白酶及肽酶的作用下水解成为寡肽及氨基酸而被吸收。正常情况下机体内各种蛋白质始终处于动态更新之中，蛋白质的更新包括蛋白质分解和合成代谢，其合成和降解的相互协调对维持机体组织、细胞功能、调节生长及控制体内各种酶的生物活性起着十分重要的作用。

（三）脂肪

脂肪的主要生理功能是提供能量、构成身体组织、供给必需脂肪酸并携带脂溶性维生素等。膳食中脂类是人体脂肪的主要来源，脂类不溶于水，在消化道中经胆汁酸盐、胰脂酶、磷脂酶 A_2、胆固醇脂酶等作用消化形成甘油一酯、脂肪酸、胆固醇、溶血磷脂等，乳化成更小的微团后被消化酶消化。短链和中链脂肪酸构成的甘油三酯，经胆汁酸盐乳化后即可被吸收。在肠黏膜细胞内脂肪酶的作用下，水解成脂肪酸及甘油，通过门静脉进入血液循环。长链脂肪酸构成的甘油三酯与磷脂、胆固醇及载脂蛋白结合形成乳糜微粒，通过淋巴进入血液循环。甘油三酯是机体储存能量的形式。

二、能量代谢

生物体内碳水化合物、蛋白质和脂肪在代谢过程中所伴随的能量释放、转移和利用被称为能量代谢。准确地了解和测定临床上不同状态下病人的能量消耗是提供合理有效的营养支持以及决定营养物质需要量与比例的前提和保证。

（一）机体能量消耗组成、测定及计算

机体每日的能量消耗包括基础能量消耗（或静息能量消耗）、食物的生热效应、兼性生热作用、活动的生热效应，其中基础能量消耗在每日总能量消耗所占的比例最大，是机体维持正常生理功能和内环境稳定等活动所消耗的能量。由于测定基础代谢率的要求十分严格，因此，临床实践中通常测定机体静息能量消耗而非基础能量消耗。

临床上最常用的机体能量消耗测定方法是间接测热法，其原理是通过测量机体气体交换而测定物质氧化率和能量消耗。机体在消耗一定量蛋白质、脂肪及碳水化合物时会产生一定量热量，同时相应地消耗一定量的氧气并产生一定量的二氧化碳。因此，测定机体在单位时间内所消耗的氧气和产生的二氧化碳量，即可计算出机体在该时间内的产热，即能量消耗。

（二）机体能量需要量的确定

准确的能量供给与营养疗效和临床结局直接相关，能量摄入不足可造成机体蛋白质消耗，影响器官结构和功能，从而影响病人预后。尽管间接测热法测定机体静息能量消耗值是判断病人能量需要量理想的方法，但临床上大多数病人尚无法实时测量机体的能量消耗值，较多的仍然是应用预测公式或凭经验估计来确定病人的能量需求。

三、饥饿、创伤状况下机体代谢改变

外科病人由于疾病或手术治疗等原因，常常处于饥饿、感染或创伤等应激状况，此时机体会发生一系列代谢变化，以维持机体疾病状态下组织、器官功能以及生存所需。

（一）饥饿时机体代谢改变

外源性能量底物和营养物质缺乏是整个饥饿反应的基础，饥饿时机体正常代谢途径可能部分或全部停止，一些途径则被激活或出现新代谢途径。饥饿时，机体生存有赖于自身储存的脂肪、糖原及细胞内的功能蛋白。饥饿早期，机体首先利用肝脏及肌肉中的糖原储备供能，直至糖原耗尽，然后再依赖糖异生作用。此时，机体能量消耗下降，肝脏及肌肉蛋白分解以提供糖异生前体物质，蛋白质合成下降。随后，脂肪动员增加成为主要能源物质，体内酮体形成，糖异生作用增强，大脑及其他组织越来越多地利用酮体作为能源，从而减少了骨骼肌蛋白的分解程度，其目的是尽可能地保存机体的蛋白质，使生命得以延续。

（二）创伤应激状态下机体代谢变化

外科感染、手术创伤等应激情况下，机体发生一系列代谢改变，其特征为静息能量消耗增高、高血糖及蛋白质分解增强。应激状态时碳水化合物代谢改变，主要表现为内源性葡萄糖异生作用明显增加，组织、器官中葡萄糖的氧化利用下降以及外周组织对胰岛素抵抗，从而造成高血糖。创伤后蛋白质代谢的变化是蛋白质分解增加、负氮平衡，其程度和持续时间与创伤应激程度、创伤前营养状况、病人年龄及应激后营养摄入情况有关，并在很大程度上受体内激素反应水平的制约。脂肪是应激病人的重要能源，创伤应激时机体脂肪分解增强，其分解产物作为糖异生作用的前体物质，能够减少蛋白质分解，保存机体蛋白质。

第二节　营养状况评价

营养评价是通过临床检查、人体测量、生化及实验室检查、综合性营养评价指标及人体组成测定等手段，判定机体营养状况，确定营养不良的类型和程度，预测营养不良所致的风险，并监测营养支持的疗效。

一、临床检查

临床检查是通过病史采集和体格检查来发现是否存在营养不良。病史采集包括膳食调查、病史、精神史、用药史及生理功能史等。膳食调查可记录一段时期内每日、每餐摄入食物和饮料量，以了解有无厌食、进食量改变情况。体格检查可以及时发现肌肉萎缩、毛发脱落、皮肤损害、水肿或腹水、必需脂肪酸及维生素等缺乏的体征并判定其程度。

二、人体测量

通过人体测量可了解机体体重、脂肪和肌肉含量，用于判断机体营养状况，监测营养治疗效果。常用的人体测量指标包括体重、身高、皮褶厚度、肌围等。

（一）体重

体重是机体脂肪组织、瘦组织群、水和矿物质的总和，是营养评价中最简单、直接而又可靠的方法。由于体重个体差异较大，临床上通常用体重改变作为营养状况评价的指标。无主观意识控制体重情况下，体重丢失>10%（无时间限定）或3个月体重丢失>5%，即存在营养不良。

（二）体质量指数（body mass index，BMI）

BMI被公认为是反映营养不良以及肥胖的可靠指标，计算公式如下：BMI=体重（kg）/身高^2（m^2）。BMI正常值为18.5~24kg/m^2；<18.5kg/m^{2}为营养不良，25~30kg/m^{2}为超重，>30kg/m^{2}为肥胖。

（三）皮褶厚度与臂围

通过三头肌皮褶厚度、上臂中点周径及上臂肌肉周径的测定可以推算机体脂肪及肌肉总量，间接反映机体营养状况。

（四）握力测定

握力与机体营养状况密切相关，是反映肌肉功能十分有效的指标，肌肉力度与机体营养状况和手术后恢复程度相关。因此，握力是机体营养状况评价中一个良好的客观测量指标，可以在整个病程过程中重复测定、随访其变化情况。正常男性握力≥35kg，女性握力≥23kg。

三、生化及实验室检查

营养成分的血液浓度测定，营养代谢产物的血液及尿液浓度测定，与营养素吸收和代谢有关的各种酶的活性测定，毛发、指甲中营养素含量的测定等。

（一）血浆蛋白

血浆蛋白水平可以反映机体蛋白质营养状况、疾病的严重程度和预测手术风险程度，因而是临床上常用的营养评价指标之一。常用的血浆蛋白指标有白蛋白、前白蛋白、转铁蛋白和视黄醇结合蛋白等。白蛋白半衰期为 18 天，营养支持对其浓度的影响需较长时间才能表现出来。血清前白蛋白、转铁蛋白和视黄醇结合蛋白半衰期短、血清含量少且全身代谢池小，是反映营养状况更好、更敏感、更有效的指标。

（二）氮平衡与净氮利用率

氮平衡是评价机体蛋白质代谢状况的可靠指标。氮平衡 = 摄入氮 − 排出氮。氮的摄入量大于排出量为正氮平衡，氮摄入量小于排出量为负氮平衡。正氮平衡时机体合成代谢大于分解代谢，意味着蛋白净合成。而负氮平衡时，分解代谢大于合成代谢。

（三）免疫功能

总淋巴细胞计数是评价细胞免疫功能的简易方法，测定简便、快速，适用于各年龄段，其正常值为（2.5~3.0）×10^9/L，低于 1.8×10^9/L 为营养不良。

四、综合性营养评价指标

综合性营养评价指标是结合多项营养评价指标来评价病人营养状况，以提高诊断的敏感性和特异性。常用的综合营养评价指标有以下几种。

（一）主观全面评定（subjective global assessment，SGA）

SGA 以病史和临床检查为基础，省略实验室检查，其内容主要包括病史和体检 7 个项目的评分。A 级为营养良好，B 级为轻度至中度营养不良，C 级为重度营养不良。

（二）微型营养评定（mini nutritional assessment，MNA）

这是一种评价老年人营养状况的简单快速方法，包括人体测量、整体评定、膳食问卷以及主观评定等 18 项内容，各项评分相加即为 MNA 总分。分级标准如下：①MNA≥24 表示营养状况良好；②17≤MNA<24 表示存在发生营养不良危险；③MNA<17 表示有确定的营养不良。

（三）营养不良通用筛查工具（malnutrition universal screening tools，MUST）

该方法包括：①机体体质指数测定（0~2 分）；②体重变化情况（0~2 分）；③急性疾病影响情况（如果已经存在或将会无法进食>5 天者加 2 分）。总评分为上述三个部分评分之和，0 分＝低风险，1 分＝中等风险，2 分＝高风险。

五、人体组成测定

可准确地测定体脂、瘦组织群和体细胞群等各组成含量，了解疾病状况下机体各种成分的改变情况，动态监测营养支持时机体各种组织的恢复情况，为营养治疗提供参考依据，因而越来越多地用于评价病人的营养状况。近年来大量的研究发现非脂质群含量可以有效地评估病人的临床结局，是评价营养状况的有效指标，与外科或危重症病人的临床结局密切相关。目前临床上常用的测定人体组成测定方法有生物电阻分析法（BIA）、双能 X 射线吸收技术（DEXA）、计算机断层扫描（CT）和磁共振（MRI）。

六、营养风险及营养风险筛查工具

营养风险是指现存或者潜在的与营养因素相关的、导致病人出现不利临床结局的风险。营养风险与生存率、病死率、并发症发生率、住院时间、住院费用、成本-效果比及生活质量等临床结局密切相关。营养风险筛查是目前住院病人营养风险筛查的首选工具，其应用相对简单、易用，包括 3 方面内容：①营养状况受损评分（0~3 分）；②疾病的严重程度评分（0~3 分）；③年龄评分（年龄>70 岁者加 1 分）。总分为 0~7 分，评分>3 分存在营养风险，<3 分则无营养风险。

第三节　肠外营养

肠外营养是指通过胃肠道以外途径（即静脉途径）提供营养的方式。肠外营养是肠功能衰竭病人必不可少的治疗措施，挽救了大量危重病人的生命，疗效确切。凡是需要营养支持，但又不能或不宜接受肠内营养者均为肠外营养的适应证，具体为：①1 周以上不能进食或因胃肠道功能障碍或不能耐受肠内营养者；②通过肠内营养无法达到机体需要的目标量时应该补充肠外营养。

一、肠外营养制剂

肠外营养由碳水化合物、脂肪乳剂、氨基酸、水、维生素、电解质及微量元素等基本营养素组成，能够提供病人每日所需的能量及各种营养物质，维持机体正常代谢。

（一）碳水化合物制剂

葡萄糖是肠外营养中最主要的能源物质，其来源丰富，价廉，无配伍禁忌，符合人体生理要求，效果肯定。肠外营养时葡萄糖的供给量一般为 3~3.5 g/（k·d），供能约占总热量的 50%。严重应激状态下的病人，其葡萄糖供给量降至 2~3 g/（kg·d），以避免摄入过量所致的代谢副作用。

（二）氨基酸制剂

氨基酸是肠外营养氮源物质，是机体合成蛋白质所需的底物。由于各种蛋白质由特定的氨基酸组成，因此输入的氨基酸液中各种氨基酸配比应该合理，才能提高氨基酸的利用率，有利于蛋白质的合成。肠外营养理想的氨基酸制剂是含氨基酸种类较齐全的平衡型氨基酸溶液，包括所有必需氨基酸。肠外营养时推荐的氨基酸摄入量为 1.2~2.0 g/（kg·d），严重分解代谢状态下需要量增加。

（三）脂肪乳剂制剂

脂肪乳剂是肠外营养中理想的能源物质，可提供能量、生物合成碳原子及必需脂肪酸。脂肪乳剂具有能量密度高、等渗、不从尿排泄、富含必需脂肪酸、对静脉壁无刺激、可经外周静脉输入等优点。一般情况下，肠外营养中脂肪乳剂应占30%~40%总热量，剂量为0.7~1.3 g甘油三醋/（kg·d）。脂肪乳剂的输注速度为1.2~1.7 mg/（kg·min）。存在高脂血症（血甘油三醋 > 4.6 mmol/L）的病人，脂肪乳剂摄入量应减少或停用。临床上常用的脂肪乳剂有长链脂肪乳剂、中/长链脂肪乳剂、含橄榄油脂肪乳剂以及含鱼油脂肪乳剂，不同脂肪乳剂各有其特点。

（四）电解质制剂

电解质对维持机体水、电解质和酸碱平衡，保持人体内环境稳定，维护各种酶的活性和神经、肌肉的应激性均有重要作用。

（五）维生素及微量元素制剂

维生素及微量元素是维持人体正常代谢和生理功能所不可缺少的营养素。肠外营养时需要添加水溶性和脂溶性维生素以及微量元素制剂，以避免维生素及微量元素缺乏症。

二、肠外营养液的配制

为使输入的营养物质在体内获得更好的代谢、利用，减少污染等并发症的机会，主张采用全营养液混合的方法将各种营养制剂混合配制后输注。肠外营养液配制所需的环境、无菌操作技术、配制流程、配制顺序均有严格的要求。目前，我国许多医院均建立了静脉药物配制中心，充分保证了肠外营养液配制的安全性。为确保混合营养液的安全性和有效性，不允许在肠外营养液中添加其他药物。近年来随着新技术、新材质塑料不断问世，出现了标准化、工业化生产的肠外营养袋。这种营养袋中有分隔腔，分装氨基酸、葡萄糖和脂肪乳剂，隔膜将各成分分开以防相互反应，临用前用手加压即可撕开隔膜，使各成分立即混合。标准化多腔肠外营养液节省了配制所需的设备，简化了步骤，常温下可保存较长时间，有很好的临床应用前景。

三、肠外营养途径选择

肠外营养输注途径主要有中心静脉和周围静脉途径。中心静脉途径适用于需要长期肠外营养，需要高渗透压营养液的病人。临床上常用的中心静脉途径有：①颈内静脉途径；②锁骨下静脉途径；③经头静脉或贵要静脉插入中心静脉导管（PICC）途径。周围静脉途径是指浅表静脉，大多数是上肢末梢静脉。周围静脉途径具有应用方便、安全性高、并发症少而轻等优点，适用于只需短期（<2周）肠外营养者。

四、肠外营养液的输注

肠外营养的输注有持续输注法和循环输注法两种。持续输注是指营养液在24小时内持续均匀输入体内。由于各种营养素同时按比例输入，对机体氮源、能量及其他营养物质的供给处于持续状态，对机体的代谢及内环境的影响较少。循环输注法是在持续输注营养液基础上缩短输注时间，使病人每天有一段不输液时间，此法适合于病情稳定、需长期肠外营养且肠外营养量无变化者。

五、并发症及防治

肠外营养并发症主要有静脉导管相关并发症、代谢性并发症、脏器功能损害及代谢性骨病等。

（一）静脉导管相关并发症

静脉导管相关并发症分为非感染性并发症及感染性并发症两大类，前者大多数发生在中心静脉导管放置过程中，易发生气胸、空气栓塞、血管、神经损伤等，少数是长期应用、导管护理不当或拔管操作所致，如导管脱出、导管折断、导管堵塞等。感染性并发症主要指中心静脉导管相关的感染，周围静脉则可发生血栓性静脉炎。

（二）代谢性并发症

肠外营养时提供的营养物质直接进入循环中，营养底物过量或不足容易引起或加重机体代谢紊乱、器官功能异常，产生代谢性并发症，如高血糖、低血糖、氨基酸代谢紊乱、高血脂、电解质及酸碱代谢失衡、必需脂肪酸缺乏、再喂养综合征、维生素及微量元素缺乏症等。

（三）脏器功能损害

长期肠外营养可引起肝脏损害，主要病理为肝脏脂肪浸润和胆汁淤积，其原因与长期禁食时肠内缺乏食物刺激、肠道激素的分泌受抑制、过高能量供给或不恰当的营养物质摄入等有关。此外，长期禁食可导致肠黏膜上皮绒毛萎缩，肠黏膜上皮通透性增加，肠道免疫功能障碍，导致肠道细菌易位而引发肠源性感染。

（四）代谢性骨病

部分长期肠外营养病人出现骨钙丢失、骨质疏松、血碱性磷酸酶增高、尿钙排出增加、四肢关节疼痛等症状，甚至出现骨折等表现，称之为代谢性骨病。

第四节　　肠内营养

肠内营养是指通过胃肠道途径提供营养的方式，它具有符合生理状态，能维持肠道结构和功能的完整，费用低，使用和监护简便，并发症较少等优点，因而是临床营养支持首选的方法。临床上肠内营养的可行性取决于病人的胃肠道具有吸收所提供的各种营养素的能力，以及胃肠道耐受肠内营养制剂。只要具备上述两个条件，在病人因原发疾病或因治疗的需要而不能或不愿经口摄食，或摄食量不足以满足机体合成代谢需要时，均可采用肠内营养。

一、肠内营养制剂

肠内营养制剂根据其组成可分为非要素型、要素型、组件型及疾病专用型肠内营养制剂四类。

（一）非要素型制剂

非要素型制剂也称整蛋白型制剂，该类制剂以整蛋白或蛋白质游离物为氮源，渗透压接近等渗，口感较好，口服或管饲均可，使用方便，耐受性强，适于胃肠道功能较好的病人，是应用最广泛的肠内营养制剂。

（二）要素型制剂

该制剂是氨基酸或多肽类、葡萄糖、脂肪、矿物质和维生素的混合物，具有成分明确、营养全面、无须消化即可直接或接近直接吸收、残渣少、不含乳糖等特点，但口感较差，适合胃肠道消化、吸收功能部分受损的病人，如短肠综合征、胰腺炎等病人。

（三）组件型制剂

该制剂仅以某种或某类营养素为主，是对完全型肠内营养制剂进行补充或强化，以适应病人特殊需要的肠内营养制剂，主要有蛋白质组件、脂肪组件、糖类组件、维生素组件和矿物质组件等。

（四）疾病专用型制剂

此类制剂是根据不同疾病特征设计的针对特殊病人的专用制剂，主要有：糖尿病、肝病、肿瘤、婴幼儿、肺病、肾病、创伤等专用制剂。

肠内营养制剂有粉剂及溶液两种，临床上应根据各种制剂的特点、病人的病情进行选择，以达到最佳的营养效果。

二、肠内营养方式和途径选择

肠内营养支持方式有口服营养补充和管饲两种方式。口服营养补充以增加口服营养摄入为目的，将能够提供多种宏量营养素和微量营养素的营养液体、半固体或粉剂的制剂加入饮品和食物中经口使用。一般说来，如果普通饮食无法满足消化道功能正常或具有部分消化道功能的病人的热量需求时，应优先选择口服营养补充。对于口服营养补充无法达到热量及蛋白质目标量，或无法经口进食病人，应选择通过管饲进行肠内营养。

肠内营养的输入途径有口服、鼻胃/十二指肠置管、鼻空肠置管、胃造口、空肠造口等，具体投给途径的选择取决于疾病情况、喂养时间长短、病人精神状态及胃肠道功能。

（一）鼻胃/十二指肠、鼻空肠管喂养

通过鼻胃或鼻肠置管进行肠内营养简单易行，是临床上使用最多的管饲喂养方法。鼻胃管喂养的优点在于胃容量大，对营养液的渗透压不敏感，适合于各种完全性营养配方，缺点是有反流与吸入气管的风险。鼻十二指肠和鼻空肠管喂养是将喂养管分别放置入十二指肠和空肠内，减少了反流风险。鼻胃或鼻肠置管喂养适合丁需短时间（<2 周）肠内营养的病人，长期置管可出现咽部红肿、不适，呼吸系统并发症增加。

（二）胃或空肠造口

常用于需要较长时间进行肠内喂养的病人，具体可采用手术造口或经皮内镜辅助胃/空肠造口的方法，后者具有不需剖腹与麻醉、操作简便、创伤小等优点。

三、肠内营养的输注

肠内营养输注方式有一次性投给、间歇性重力滴注和连续性经泵输注 3 种。

（一）一次性投给

将配好的营养液或商品型肠内营养液用注射器缓慢注入喂养管内，每次 200 mL 左右，每日 6~8 次。该方法常用于需长期家庭肠内营养的胃造瘘病人，因为这类病人的胃容量大，对容量及渗透压的耐受性较好。

（二）间歇性重力输注

将配制好的营养液经输液管与肠道喂养管连接，借重力将营养液缓慢滴入胃肠道内，每次 250~400 mL 左右，每日 4~6 次。此法优点是病人有较多自由活动的时间，类似正常饮食。

（三）连续经泵输注

应用输液泵 12~24 小时均匀、持续输注，是临床上推荐的肠内营养输注方式，胃肠道不良反应相对较少，营养效果好。

肠内营养液输注时应循序渐进，开始时采用低浓度、低剂量、低速度，随后再逐渐增加营养液浓度、滴注速度以及投给剂量。一般第 1 天用 1/4 总需要量，营养液浓度可稀释一倍。如能耐受，第 2 天可增加至 1/2 总需要量，第 3、4 天增加至全量，使胃肠道有逐步适应、耐受肠内营养液的过程。开始输注时，速度一般为 25~50 mL/h，以后每 12~24 小时增加 25 mL/h，最大速率为 125~150 mL/h。输入体内的营养液的温度应保持在 37℃ 左右，过凉易引起胃肠道并发症。

四、并发症及防治

常见并发症有机械方面、胃肠道方面、代谢方面及感染方面并发症。

（一）机械性并发症

主要有鼻、咽及食管损伤，喂养管堵塞，喂养管拔出困难，造口并发症等。

（二）胃肠道并发症

恶心、呕吐、腹泻、腹胀、肠痉挛等症状是临床上常见的消化道并发症，这些症状大多数能够通过合理的操作来预防和及时纠正、处理。

(三) 代谢性并发症

代谢性并发症主要有水、电解质及酸碱代谢异常，糖代谢异常，微量元素、维生素及脂肪酸的缺乏，各脏器功能异常。

(四) 感染性并发症

肠内营养感染性并发症主要与营养液误吸和营养液污染有关。吸入性肺炎是最严重的肠内营养感染性并发症，常见于幼儿、老年病人及意识障碍病人。防止胃内容物潴留及反流是预防吸入性肺炎的重要措施，一旦发现误吸应积极治疗。

第五节　肥胖与代谢病外科

肥胖症是指热量摄入超过热量消耗而导致体内脂肪尤其是甘油三酯积聚过多、体重过度增长并引起病理生理改变的一种慢性疾病。近几十年来，由于饮食习惯和生活方式的改变，肥胖症及其引发的代谢病在全球范围内的发病率逐年升高，严重影响了人类的健康。肥胖症不但影响形体美观，给生活带来不便，还可以引起高脂血症、高尿酸血症、2 型糖尿病、高血压、非酒精性脂肪性肝病等代谢病及冠心病、脑卒中、关节退行性病变、睡眠呼吸暂停综合征、不孕不育等相关疾病。

腰围是描述腹型肥胖内脏脂肪沉积量的常用指标，女性肥胖症病人的腰围>80 cm、男性肥胖症病人的腰围>90 cm。亚洲地区肥胖症病人多为腹型肥胖，在相同 BMI 值的情况下，亚洲人群比欧美人群更容易出现代谢病。

传统非手术方式治疗肥胖症的方法有饮食控制疗法、运动疗法、中医针灸疗法和药物疗法等，这些疗法虽然有一定的短期效果，但长期效果欠佳。临床研究表明，通过外科手术（目前基本是腹腔镜微创方法）使胃的有效容积减少、小肠吸收段缩短，能显著减少病人的多余体重，还能有效缓解肥胖症的代谢病及相关疾病，由此形成了一门新兴学科——肥胖与代谢病外科，也称为减肥外科或减重外科。

一、手术治疗

明确病人的肥胖原因、肥胖程度和代谢病状况，经非手术减肥治疗失败，再考虑手术减肥。手术治疗没有年龄限制，但 18～55 岁效果好、康复快、代谢病及相关疾病缓解率高。

（一）手术适应证

①BMI≥35 kg/m^2，伴或不伴代谢病及相关疾病；②BMI 27.5～34.9 kg/m^2 且伴有经改变生活方式和药物治疗血糖控制不佳的 2 型糖尿病，或伴有 2 种以上其他代谢病及相关疾病。

（二）手术禁忌证

没有绝对禁忌证，相对禁忌证包括：①滥用药物或酒精成瘾者；②智力障碍或严重精神疾病者；③不能配合术后饮食及生活习惯改变者；④全身状况差，主要器官功能严重障碍，难以耐受全身麻醉或手术者；⑤癌症、肝硬化门脉高压、腹壁巨大疝和严重腹腔粘连者。

（三）手术方式

减重手术始于 20 世纪 50 年代的美国，术式种类很多，按照作用原理分为 3 类：限制摄入型手术、吸收不良型手术和混合型手术。目前最常用的术式是袖状胃切除术和 Roux-en-Y 胃旁路术。手术后的减重比>50%，合并的糖尿病等代谢病缓解，生活质量提高是手术成功的标准。

1. 袖状胃切除术

袖状胃切除术属于限制摄入型手术方式，完全游离胃大弯和胃底，经口插入

32~40 F 引导胃管，从距幽门 2~6 cm 处开始，用切割吻合器向上切除大弯侧大部分胃，完全切除胃底部，形成小弯侧容量为 60~80 mL 的袖套状胃。

手术效果：袖状胃切除术操作简易，手术时间短，并发症较少，减重效果显著，可作为独立术式开展，也可作为超级肥胖症（BMI>50 kg/m^2）病人第一阶段的减重术式。袖状胃切除术术后 1 年的减重比为 60%~70%，2 型糖尿病的缓解率约为 65%，术后常见的并发症有出血、胃漏和胃食管反流等，并发症发生率约为 3.3%，手术死亡率<0.5%。

2. Roux-en-Y 胃旁路术

Roux-en-Y 胃旁路术属于限制摄入和吸收不良混合型手术方式，建立容量 10~20 mL 的近端胃小囊，旷置远端胃，在 Treitz 韧带以下 25~100 cm 处切断空肠，将近端空肠（胆胰襻）与空肠断端以远 175~100 cm 处行侧侧吻合，将远端空肠（胃襻）断端与胃小囊行胃空肠吻合，吻合口直径为 1.0~1.5 cm；关闭系膜裂孔。

手术效果：可改善糖代谢及其他代谢异常，是治疗肥胖与代谢病的有效术式，术后 1 年的减重比为 70%~80%。术后常见的并发症有出血、吻合口漏、吻合口狭窄、吻合口溃疡、腹内疝、倾倒综合征、营养不良等，并发症发生率约为 5%，手术死亡率约为 0.5%。

（四）围术期处理与术后支持治疗

（1）术前对病人进行多学科评估，包括肥胖与代谢病外科、麻醉科、内分泌科、营养科、心内科、呼吸内科、消化内科、内镜中心、妇产科、儿科、心脏外科、骨科、整形外科、康复科、心理精神科、五官科等。明确病人有无手术适应证及确定术式，预测手术风险和手术效果。

（2）对于 BMI>50 kg/m^2 或重要脏器功能不全的高风险病人，术前降低 5%~10%体重，以降低手术风险。

（3）术后全流质饮食、半流质饮食、软食、普食逐步过渡。

（4）术后戒烟酒，补充足量的复合维生素和微量元素，摄入足量蛋白质，避免摄入过多的碳水化合物与脂肪。

（5）术后养成适当体育运动的良好习惯。

（6）术后终生定期随访，内容包括体重变化、饮食及运动习惯、并发症、代谢病与相关疾病缓解情况，并进行相应的指导和干预。

第五章 外科感染

第一节 概 论

感染是病原体入侵机体引起的局部或者全身炎症反应，在外科领域中十分常见。外科感染通常指需要外科处理的感染，包括与创伤、烧伤、手术相关的感染。

外科感染常分为非特异性和特异性感染。非特异性感染又称化脓性感染或一般性感染，常见如疖、痈、丹毒、急性乳腺炎、急性阑尾炎等。常见致病菌包括金黄色葡萄球菌、大肠埃希菌、铜绿假单胞菌、链球菌等。特异性感染如结核、破伤风、气性坏疽、念珠菌病等，因致病菌不同，可有独特的表现。

根据病程长短，外科感染可分为急性、亚急性与慢性感染。病程在3周之内为急性感染，超过2个月为慢性感染，介于两者之间为亚急性感染。感染亦可按照发生条件分类，如条件性（机会性）感染、二重感染（菌群交替）、医院内感染等。

外科感染的发生与病原体的数量和毒力有关，局部或全身免疫力的下降亦是引发感染的条件。近年来，肠道细菌移位和外科感染的关联引起了广泛关注，严重者可导致脓毒症，甚至脓毒性休克（感染性休克）。

外科感染处理的关键在于控制感染源和合理应用抗菌药物。去除感染灶、通畅引流是外科治疗的基本原则，抗菌药物不能取代引流等外科处理方法。

第二节 浅部组织细菌性感染

一、疖与痈

(一) 病因和病理

疖和痈都是毛囊及其周围组织急性细菌性化脓性炎症，大多为金黄色葡萄球菌感染，偶可因表皮葡萄球菌或其他病菌致病。

疖只累及单个毛囊和周围组织，与局部皮肤不洁、擦伤、毛囊与皮脂腺分泌物排泄不畅或机体抵抗力降低有关。因金黄葡萄球菌多能产生血浆凝固酶，可使感染部位的纤维蛋白原转变为纤维蛋白，从而限制了细菌的扩散，炎症多为局限性且有脓栓形成。

痈是多个相邻毛囊及其周围组织同时发生的急性化脓性炎症，或由多个相邻疖融合而成。炎症常从毛囊底部开始，并向阻力较小的皮下组织蔓延，再沿深筋膜浅层向外周扩散，进入毛囊群而形成多个脓头。痈的炎症范围比疖大，病变累及深层皮下结缔组织，表面皮肤血运障碍甚至坏死，自行破溃常较慢，全身反应较重，甚至发展为脓毒症。

(二) 临床表现

疖好发于头面、颈项和背部。初始局部皮肤有红、肿、痛的小硬结（直径<2cm左右）；数日后肿痛范围扩大，小硬结中央组织坏死、软化，出现黄白色的脓栓，触之稍有波动；继而大多脓栓可自行脱落、破溃，待脓液流尽后炎症逐步消退愈合。有的疖无脓栓称为无头疖，其炎症则需经抗炎处理后方可消退。不同部位同时发生几处疖，或者在一段时间内反复发生疖，称为疖病，这和病人的抗感染能力较低（如有糖尿病）或皮肤不洁等有关。

痈发病以中、老年居多，大部分病人合并有糖尿病。病变好发于皮肤较厚的项部和背部，俗称"对口疔"和"搭背"。初起表现为局部小片皮肤硬肿、热痛，肤色暗红，其中可有数个凸出点或脓点，有畏寒、发热、食欲减退和全身不适的症状，但一般疼痛较轻。随着局部皮肤硬肿范围增大，周围呈现浸润性水肿，引流区域淋巴结肿大，局部疼痛加剧，全身症状加重。继而病变部位脓点增大、增多，中心处可坏死脱落、破溃流脓，使疮口呈蜂窝状。周围皮肤可因组织坏死呈紫褐色，但疮口肉芽增生比较少见，难以自行愈合。延误治疗病变继续扩大加重，出现严重的全身反应。

颌面部疖痈十分危险，位于鼻、上唇及周围"危险三角区"，称为面疖和唇痈，临床症状明显、病情严重。特别是由于处理不当，如被挤碰时，病菌可经内眦静脉、眼静脉进入颅内海绵状静脉窦，引起颅内化脓性海绵状静脉窦炎，出现颜面部进行性肿胀，造成寒战、高热、头痛、呕吐、昏迷甚至死亡等问题。

（三）诊断与鉴别

本病易于诊断，痈病变范围较疖大，可有数个脓栓，除有红肿疼痛外，全身症状也较重。如有发热等全身反应，应作血常规检查；老龄、疖病和痈的病人还应检查血糖和尿糖、血清白蛋白水平；需抗生素治疗者应做脓液细菌培养及药敏试验。

需鉴别的病变有：皮脂囊肿（俗称粉瘤）感染、痤疮感染等。

（四）预防和治疗

保持皮肤清洁，暑天或在炎热环境中应避免汗渍过多，勤洗澡和及时更换内衣。及时治疗疖病以防感染扩散，婴儿更应注意保护皮肤避免表皮受伤。

1. 局部处理

疖在红肿阶段可选用热敷、超短波、红外线等理疗，也可敷贴中药金黄散、玉露散或鱼石脂软膏。疖顶见脓点或有波动感时，可用碘酊点涂脓点，也可用针尖或小刀头将脓栓剔出,但忌挤压。出脓后敷以碘附湿纱条或化腐生肌中药膏直至病变消退。痈在初期仅有红肿时,可用50%硫酸镁湿敷或外敷上述中药并理疗,争取缩小病变范围。已出现多个脓点、表面紫褐色或已破溃流脓时,需要及时切开引流。在静脉麻醉下做"+"或"++"形切口切开引流,切口线应达到病变边沿健康组织,深度须达到痈的基底部(深筋膜层),清除已化脓和尚未成脓、但已失活的组织,在脓腔内填塞生理盐水、碘附或凡士林纱条,外加干纱布绷带包扎。术后注意创面渗血,渗出液过多时应及时更换敷料,应每天更换敷料一次,注意创面抗感染,待炎症控制后可使用生肌散促使肉芽组织生长,促进创面收缩愈合。较大的创面皮肤难以覆盖者,可在肉芽组织长好后予行植皮以加快修复。

2. 药物治疗

痈和出现发热、头痛、全身不适等症状的疖,特别是面部疖和唇痈,并发急性淋巴结炎、淋巴管炎时,可选用青霉素类或头孢菌素类抗菌药物,应用清热解毒中药方剂,有糖尿病病史者应给予胰岛素或降血糖类药物。

二、急性蜂窝织炎

(一)病因和病理

急性蜂窝织炎是发生在皮下、筋膜下、肌间隙或深部蜂窝组织的急性、弥漫性、化脓性感染。致病菌主要是溶血性链球菌,其次为金黄色葡萄球菌以及大肠埃希菌或其他型链球菌。由于溶血性链球菌感染后可释放溶血素、链激酶和透明质酸酶等,炎症不易局限,与正常组织分界不清、扩散迅速,在短期内可引起广泛的皮下组织炎症、渗出、水肿,导致全身炎症反应综合征和内毒素血症,但血培养常为阴性。若是金黄色葡萄球菌引起者,细菌产生凝固酶作用,病变较为局限。

（二）临床表现

临床表现通常分表浅和深部。表浅者初起时患处红、肿、热、痛，继之炎症迅速沿皮下向四周扩散，肿胀明显，疼痛剧烈。此时局部皮肤发红，指压后可稍褪色，红肿边缘界限不清楚，可出现不同大小的水疱，病变部位的引流淋巴结常有肿痛。病变加重时，皮肤水疱溃破出水样液，部分肤色变褐，深部的急性蜂窝织炎皮肤病状不明显，常因病变深而影响诊治，多有寒战、高热、头痛、乏力等全身症状，严重时体温极高或过低，甚至有意识改变等严重中毒表现。

由于细菌种类与毒性、病人状况和感染部位的不同，可有如下 3 种特殊类型：

1. 产气性皮下蜂窝织炎

致病菌以厌氧菌为主，如肠球菌、兼性大肠埃希菌、变形杆菌、拟杆菌或产气荚膜梭菌。下腹与会阴部比较多见，常在皮肤受损且污染较重的情况下发生。病变主要局限于皮下结缔组织，不侵及肌层。初期表现类似一般性蜂窝织炎，但病变进展快且可触感皮下捻发音，破溃后可有臭味，全身状态较快恶化。

2. 新生儿皮下坏疽

新生儿皮下坏疽亦称新生儿蜂窝织炎，其特点是起病急、发展快，病变不易局限，极易引发皮下组织广泛地坏死。致病菌主要为金黄色葡萄球菌，病变多发生在背部与臀部，偶尔在枕部、肩、腿、腰骶和会阴等容易受压处。冬季易发，与皮肤不洁、擦伤、受压、受潮和粪便浸渍有关。初起时皮肤发红，触之稍硬。病变范围扩大时，中心部分变暗变软，皮肤与皮下组织分离，触诊时有皮下浮动感，脓液多时也可出现波动。皮肤坏死时肤色呈灰褐色或黑色，并可破溃。严重时可有高热、拒乳、哭闹不安或昏睡、昏迷等全身感染症状。

3. 口底、颌下蜂窝织炎

小儿多见，感染多起源于口腔或面部。来自口腔感染时，炎症肿胀可迅速波及咽喉，导致喉头水肿、压迫气管而阻碍通气，病情甚为危急。颌下皮肤轻度发红，但肿胀明显，伴有高热，呼吸急迫，吞咽困难，不能进食，口底肿胀。源于面部者，红、肿、热、痛，全身反应较重。感染常向颌下或颈深部蔓延，可累及颌下或颈阔肌后的结缔组织，甚至纵隔，引起吞咽和呼吸困难，甚至窒息。

（三）诊断与鉴别诊断

根据病史、体征，白细胞计数增多等表现，诊断多不困难。浆液性或脓性分泌物涂片可检出致病菌，血和脓液的细菌培养与药物敏感试验有助诊断与治疗。

鉴别诊断：①新生儿皮下坏疽初期有皮肤质地变硬时，应与硬皮病区别。后者皮肤不发红，体温不增高。②小儿颌下蜂窝织炎引起呼吸急促、不能进食时，应与急性咽峡炎区别。后者颌下肿胀稍轻，而口咽内红肿明显。③产气性皮下蜂窝织炎应与气性坏疽区别。后者发病前创伤常累及肌肉，病变以产气荚膜梭菌引起的坏死性肌炎为主，伤口常有某种腥味，X 线检查肌肉间可见气体影。脓液涂片检查可大致区分病菌形态，细菌培养有助确认致病菌。

（四）预防和治疗

重视皮肤卫生，防治皮肤受伤。婴儿和老年人的抵抗力较弱，要重视生活护理。

1. 抗菌药物

可用青霉素或头孢菌素类抗生素，疑有厌氧菌感染时加用甲硝唑。根据临床治疗效果或细菌培养与药物敏感试验结果调整用药。

2. 局部处理

早期急性蜂窝织炎，可用 50%硫酸镁湿敷，或敷贴金黄散、鱼石脂膏等。若形成脓肿应及时切开引流；口底及颌下急性蜂窝织炎则应尽早切开减压，以防喉头水肿、压迫气管；其他各型皮下蜂窝织炎，为缓解皮下炎症扩展和减少皮肤坏死，也可在病变处作多个小的切口减压；产气性皮下蜂窝织炎必须及时隔离，伤口可用3%过氧化氢液冲洗、碘附湿敷等处理。

3. 对症处理

注意改善病人的全身状态、维持内环境的稳定，高热时可选用冷敷物理降温，进食困难者输液维持营养和体液平衡，呼吸急促时给予吸氧等辅助通气。

三、丹毒

（一）病因和病理

丹毒是乙型溶血性链球菌侵袭感染皮肤淋巴管网所致的急性非化脓性炎症。好发于下肢与面部，大多先有病变远端皮肤或黏膜的某种病损，如足趾皮肤损伤、足癣、口腔溃疡、鼻窦炎等。发病后淋巴管网分布区域的皮肤出现炎症反应，病变蔓延较快，常累及引流区淋巴结，局部很少有组织坏死或化脓，但全身炎症反应明显，易治愈但常有复发。

（二）临床表现

起病急，开始即可有畏寒、发热、头痛、全身不适等。病变多见于下肢，表现为片状微隆起的皮肤红疹，色鲜红、中间稍淡、边界清楚，有的可起水疱，局部有烧灼样疼痛。病变范围向外周扩展时，中央红肿消退而转变为棕黄。附近淋巴结常肿大、有触痛，但皮肤和淋巴结少见化脓破溃。病情加重时可出现全身性脓毒症。此外，丹毒经治疗好转后，可因病变复发而导致淋巴管阻塞、淋巴液淤滞，最终形成淋巴水肿，肢体肿胀、局部皮肤粗厚，甚至发展成"象皮肿"。

（三）预防和治疗

注意皮肤清洁，及时处理小创口；在接触丹毒病人或换药前后，应洗手消毒，防止交叉感染；与丹毒相关的足癣、溃疡、鼻窦炎等应积极治疗并避免复发。

治疗时注意卧床休息，抬高患肢。局部可用 50% 硫酸镁液湿敷。全身应用抗菌药物，如静脉滴注青霉素、头孢菌素类敏感抗生素。

四、浅部急性淋巴管炎和淋巴结炎

（一）病因和病理

浅部急性淋巴管炎和淋巴结炎是指病菌如乙型溶血性链球菌、金黄色葡萄球菌等，从皮肤破损处、黏膜破损处或其他感染病灶侵入淋巴系统，导致淋巴管与淋巴结的急性炎症，一般属非化脓性感染。皮下淋巴管分深、浅两层，急性淋巴管炎在浅层可在皮下结缔组织层内沿淋巴管蔓延，表现为丹毒（网状淋巴管炎）与浅层管状淋巴管炎，而深层淋巴管炎病变深在隐匿、体表无变化。浅部的急性淋巴结炎好发部位多在颌下、颈部、腋窝、肘内侧、腹股沟或腘窝，感染源于口咽炎症、足癣、皮损，各种皮肤、皮下化脓性感染和引流区域的淋巴管炎。

（二）临床表现

管状淋巴管炎多见于四肢，下肢更常见。浅部病变表皮下可见红色条线，有触痛，扩展时红线向近心端延伸，中医称"红丝疔"。皮下深层的淋巴管炎不出现红线，可有条形触痛带。病情取决于病菌的毒性和感染程度，常与原发感染有密切关系，全身症状与丹毒相似。

急性淋巴结炎轻者局部淋巴结肿大、疼痛，但表面皮肤正常，可清晰扪及肿大且触痛的淋巴结，大多能自行消肿痊愈；炎症加重时肿大淋巴结可粘连成团并形成肿块，表面皮肤可发红、发热，疼痛加重；严重者淋巴结炎可因坏死形成局部脓肿而有波动感，或溃破流脓，并有发热、白细胞增高等全身炎症反应。

（三）诊断与鉴别

本病诊断一般不难。深部淋巴管炎需与急性静脉炎鉴别，后者也有皮肤下索条状触痛，沿静脉走行分布，常与外周血管内长期留置导管或输注刺激性药物有关。

（四）预防与治疗

急性淋巴管炎应着重治疗原发感染病灶。发现皮肤有红线条时，可用50%硫酸镁湿敷；如果红线向近侧延长较快，可在皮肤消毒后用较粗针头沿红线分别选取几个点垂直刺入皮下，并局部再湿敷以控制感染。

急性淋巴结炎未形成脓肿时，应积极治疗如疖、痈、急性蜂窝织炎等原发感染，淋巴结炎多可在原发感染控制后得以消退。若已形成脓肿，除应用抗菌药物外，还需切开引流。一般可先试行穿刺吸脓，然后在局部麻醉下切开引流，注意避免损伤邻近神经血管。少数急性淋巴结炎没有得到及时有效治疗可转变为慢性炎症而迁延难愈。

第三节　手部急性化脓性细菌感染

手部急性化脓性细菌感染包括甲沟炎、脓性指头炎、手掌侧化脓性腱鞘炎、掌深间隙感染和滑囊炎。通常是由微小擦伤、针刺和切伤等手部外伤后细菌感染所致，主要致病菌是金黄色葡萄球菌。严重的手部急性化脓性感染会影响手部功能，甚至致残，因此及时处理手部损伤对于预防感染非常重要。

鉴于手部解剖结构的特殊性，其感染具有如下临床病理特点：

（1）手背皮肤薄而松弛，手掌皮肤角化明显、厚而坚韧，因此手掌侧皮下脓肿很难向掌面溃破，而容易通过淋巴管或直接反流到手背侧，引起手背肿胀，极易误诊为手背感染。

（2）手的掌面皮下组织在大小鱼际处比较松弛，而掌心的皮下组织甚为致密，并有许多垂直的纤维束将皮肤与掌腱膜紧密相连，把皮下组织分隔成许多坚韧密闭的小腔隙。因此掌心感染化脓后，炎症不易向四周扩散，而往往向深部组织蔓延。炎症可以在化脓前就已经侵入深层组织，导致腱鞘炎、滑囊炎和屈指肌腱鞘、掌部滑囊及掌深间隙感染。

（3）手部腱鞘、滑囊与筋膜间隙相互沟通，感染可能蔓延全手，甚至累及前臂。

（4）手指末节皮肤与指骨骨膜间存在许多纵行纤维束并将皮下组织分隔成致密的小腔隙，发生感染后组织内张力较高，压迫神经末梢而致剧烈疼痛，并可迅速压迫末节手指，滋养血管，造成指骨缺血、坏死、骨髓炎。

（5）肌腱与腱鞘感染后导致病变部位缩窄或瘢痕，可严重影响手部运动及触觉等功能。

一、甲沟炎和脓性指头炎

（一）病因和病理

甲沟炎是皮肤沿指甲两侧形成的甲沟及其周围组织的化脓性细菌感染，常因微小刺伤、挫伤、逆剥或剪指甲过深等引起。脓性指头炎为手指末节掌面皮下化脓性细菌感染，多因甲沟炎加重或指尖、手指末节皮肤受伤后引起。致病菌多为金黄色葡萄球菌。

（二）临床表现

1. 甲沟炎

甲沟炎常常先发生在一侧甲沟皮下，先为局部红、肿、热、痛，发生化脓后甲沟皮下出现白色脓点，有波动感，但不易破溃，可以蔓延至甲根或另一侧甲沟，形成半环形脓肿；向下蔓延形成甲下脓肿，继续向深层蔓延则会导致指头炎或慢性甲沟炎。感染加重时常有疼痛加剧和发热等症状。

2. 脓性指头炎

脓性指头炎初始指头有针刺样疼痛，轻度肿胀，继而指头肿胀加重、剧烈跳痛，可伴有发热、全身不适、白细胞计数增加。感染加重时，可因神经末梢受压麻痹而疼痛缓解；皮肤由红转白，提示局部缺血趋于坏死；末节指骨如发生骨髓炎，则可能皮肤破溃流脓，指骨坏死，创口经久不愈。

（三）预防与治疗

甲沟炎尚未化脓时，局部可给予鱼石脂软膏、金黄散糊等敷贴或超短波、红外线等理疗，并口服敏感抗菌药物。脓肿形成者应行手术，沿甲沟旁纵行切开引流。甲根脓肿则需要分离拔出部分甚至全部指甲，术中需注意避免损伤甲床，以利于指甲再生。不可在病变邻近处采用指神经阻滞麻醉，以免感染扩散。

甲沟炎初发时应悬吊前臂、平放患手，给予敏感抗生素，以金黄散糊剂敷贴患指。如患指剧痛、肿胀明显、伴有全身症状，应及时切开引流，以免发生指骨坏死及骨髓炎。通常采用指神经阻滞麻醉，在末节指侧面作纵切口，远端不超过甲沟1/2，近端不超过指节横纹，分离切断皮下纤维条索，通畅引流。脓腔较大者宜作对口引流，剪去多余脂肪，有死骨片应当除去；避免作鱼口状切口，以免术后瘢痕影响手指功能。

二、急性化脓性腱鞘炎和化脓性滑囊炎

（一）病因和病理

手的屈指腱鞘炎多为局部刺伤后继发细菌感染，也可由掌部感染蔓延而来，手伸指腱鞘感染少见。致病菌多为金黄色葡萄球菌。拇指和小指的腱鞘分别与桡侧、尺侧滑囊沟通，其腱鞘炎可蔓延到桡侧、尺侧滑囊，有时也可经腕部小孔沟通导致感染蔓延。示指、中指与环指的腱鞘的感染一般局限于各自腱鞘，但可扩散至手深部间隙。

（二）临床表现

病情进展迅速，24小时即可出现明显的局部与全身症状，病指疼痛剧烈，

伴有发热、头痛等不适，白细胞计数升高等急性炎症表现。

1. 急性化脓性腱鞘炎

病指中、近节均匀肿胀，皮肤极度紧张；患指各个关节轻度弯曲，腱鞘有压痛，被动伸指运动疼痛加剧；如腱鞘感染但不及时切开引流减压，可致肌腱缺血坏死；感染可蔓延至手掌深部间隙，甚至经滑囊到腕部和前臂。

2. 化脓性滑囊炎

桡侧和尺侧滑囊感染，分别由拇指和小指的腱鞘炎引起。桡侧滑囊感染时，拇指肿胀微屈、不能外展及伸直，拇指及大鱼际处压痛。尺侧滑囊感染时，小指及环指半屈、被动伸直剧痛，小指及小鱼际处压痛。

（三）预防与治疗

避免手的损伤，并及时处理手外伤，防止继发细菌感染。早期治疗与脓性指头炎相同，治疗后无好转或局部肿痛明显时，需尽早切开引流减压，防止患指肌腱受压坏死。化脓性腱鞘炎可在肿胀腱鞘之一侧切开引流，也可双侧切开对口引流，注意避免损伤神经和血管。切口应避开手指及手掌的横纹，以免损及肌腱影响患指伸屈。桡侧与尺侧滑囊炎分别在大鱼际与小鱼际掌面作小切口引流或对口引流，注意切口近端距离腕横纹不少于 1.5cm，以免损伤正中神经。术后抬高患手并固定于功能位。

三、掌深间隙急性细菌性感染

（一）病因和病理

掌深间隙急性细菌性感染可由腱鞘炎蔓延或直接刺伤引起。致病菌多为金黄色葡萄球菌。掌深间隙位于手掌屈指肌腱和滑囊深面的疏松组织间隙，外侧为大鱼际，内侧为小鱼际。掌腱膜与第三掌骨相连的纤维结构将此间隙分为桡侧的鱼际间隙和尺侧的掌中间隙。示指腱鞘炎可蔓延至鱼际间隙感染；中指与环指腱鞘感染可蔓延至掌中间隙。

（二）临床表现

掌深间隙感染均有发热、头痛、脉快、白细胞计数增加等全身症状。还可继发肘内或腋窝淋巴结肿痛。

掌中间隙感染可见掌心隆起，正常凹陷消失，皮肤明显紧张、发白、压痛，手背水肿；中指、环指及小指处于半屈位，被动伸指引起剧痛。鱼际间隙感染时掌深凹陷存在，而鱼际和拇指指蹼肿胀、压痛，示指半屈，拇指外展略屈，活动受限不能对掌。

（三）预防与治疗

掌深间隙感染应大剂量敏感抗生素静脉滴注。局部早期处理与化脓性腱鞘炎相同，如无好转应及早切开引流。掌深间隙感染时纵行切开中指与环指间的指蹼掌面，切口不应超过手掌远侧掌纹，以免损伤掌浅动脉弓。也可以在环指相对位置的掌远侧横纹处作一小横切口，进入掌中间隙。鱼际间隙感染引流的切口可直接作在鱼际最肿胀、波动最明显处，注意避免损伤神经、血管、肌腱。还可以在拇指、示指间指蹼处"虎口"作切口，或于第二掌骨桡侧作纵切口。手掌部脓肿常表现为手背肿胀，切开引流应该在掌面而非手背进行。

第四节　脓毒症

脓毒症常继发于严重的外科感染，是机体对感染的反应失调而导致危及生命的器官功能障碍。当脓毒症合并出现严重的循环障碍和细胞代谢紊乱时，称为脓毒症休克，其死亡风险与单纯脓毒症相比显著升高。临床上常使用菌血症的概念描述血培养阳性者，应注意与脓毒症的概念相区别。

一、病因

导致脓毒症的原因包括致病菌数量多、毒力强和机体免疫力低下。它常继发于严重创伤后的感染和各种化脓性感染，如大面积烧伤创面感染、开放性骨折合并感染、急性弥漫性腹膜炎、急性梗阻性化脓性胆管炎等。机体免疫力低下者，如糖尿病、尿毒症、长期或大量应用皮质激素或抗癌药的病人，一旦发生化脓性感染，也较易引发脓毒症。另外，需要注意一些潜在的感染途径。

静脉导管感染：静脉留置导管，尤其是中心静脉置管，如果护理不慎或留置时间过长，很容易成为病原菌直接侵入血液的途径。一旦形成感染灶，可向机体不断播散病菌和毒素。

肠源性感染：肠道是人体中最大的"储菌所"和"内毒素库"。健康情况下，肠黏膜有严密的屏障功能。但是，在危重病人肠黏膜屏障功能受损或衰竭时，肠内病原菌和内毒素可经肠道移位而导致肠源性感染。

脓毒症的常见致病菌包括：革兰阴性菌，如大肠埃希菌、铜绿假单胞菌、变形杆菌、克雷伯菌、大肠杆菌等；革兰阳性菌，如金黄色葡萄球菌、表皮葡萄球菌、肠球菌（粪链球菌）、化脓性链球菌等；厌氧菌，如脆弱拟杆菌、梭状杆菌、厌氧葡萄球菌、厌氧链球菌等；真菌，如白色念珠菌、曲霉菌、毛霉菌、新型隐球菌等。

现在，革兰阴性菌引起的脓毒症发病率已明显高于革兰阳性菌，且由于抗生素的不断筛选，出现了一些此前较少见的机会菌，如鲍曼不动杆菌、嗜麦芽窄食单胞菌等。除此之外，条件性感染的真菌也需要特别注意。

二、临床表现

脓毒症常见表现包括：①发热，可伴寒战；②心率加快、脉搏细速，呼吸急促或困难；③神志改变，如淡漠、烦躁、谵妄、昏迷；④肝脾可肿大，可出现皮疹。

不同病原菌引发的脓毒症有不同的临床特点。革兰阴性菌所致的脓毒症常继发于腹膜炎、腹腔感染、大面积烧伤感染等，一般比较严重，可出现三低现象（低温、低白细胞、低血压），发生脓毒症休克者也较多。革兰阳性菌所致的脓毒症常继发于严重的痈、蜂窝织炎、骨关节化脓性感染等，多数为金黄色葡萄球菌所致，常伴高热、皮疹和转移性脓肿。厌氧菌常与需氧菌掺杂形成混合感染，其所致的脓毒症常继发于各类脓肿、会阴部感染、口腔颌面部坏死性感染等，感染灶组织坏死明显，有特殊腐臭味。真菌所致的脓毒症常继发于长期使用广谱抗生素或免疫抑制剂，或长期留置静脉导管，可出现结膜瘀斑、视网膜灶性絮样斑等栓塞表现。

三、诊断

通常使用脓毒症相关的序贯器官衰竭评分（SOFA）诊断脓毒症。但由于 SOFA 计算烦琐且需要血液化验检查，临床上建议使用快速 SOFA（qSOFA）对感染或疑似感染者先进行初步评估。当 qSOFA≥2 分时，应使用 SOFA 进一步评估病人情况。如果感染导致病人 SOFA 比原基线水平高出 2 分以上，表示病人存在器官功能障碍，即可诊断脓毒症。如果脓毒症病人在充分液体复苏后仍需使用血管活性药物维持平均动脉压≥65 mmHg，且伴血清乳酸浓度>2 mmol/L，即可诊断脓毒症休克。

致病菌的检出对脓毒症的确诊和治疗具有重要意义。在使用不显著延迟抗生素的前提下，建议在抗生素使用前采集样本。静脉导管留置超过 48 小时者，如果怀疑静脉导管感染，应从导管内采样送检。多次细菌血培养阴性者，应考虑厌氧菌或真菌性脓毒症并进行相关检查。另外，用脓液、穿刺液等做培养，对病原菌的检出也有一定帮助。

四、治疗

根据脓毒症与脓毒症休克国际处理指南，脓毒症的治疗可大致分为以下内容。

（一）早期复苏

对确诊为脓毒症或脓毒症休克的病人，应立即进行液体复苏。如果病人有脓毒症诱导的低灌注表现（急性器官功能障碍、低血压或高乳酸）或脓毒症休克，在最初 3 小时内应给予不少于 30 mL/kg 的晶体液。对需要使用血管活性药物的脓毒症休克病人，建议复苏初始目标为平均动脉压 65 mmHg。完成早期液体复苏后，应根据病人血流动力学的检测结果决定进一步的复苏策略。

（二）抗微生物治疗

对确诊为脓毒症或脓毒症休克的病人，应在 1 小时内启动静脉抗生素治疗。对于早期的抗生素治疗，建议经验性地使用一种或几种广谱抗生素，以期覆盖所有可能的病原体（包括潜在的真菌或病毒）；一旦致病菌和药敏结果明确，建议使用针对性的窄谱抗生素进行治疗。抗生素的治疗疗程一般维持 7~10 天，在病人体温正常、白细胞计数正常、病情好转、局部病灶控制后停药。

（三）感染源控制

感染的原发灶应尽早明确，并及时采取相应措施控制感染源，如清除坏死组织和异物、消灭无效腔、脓肿引流等；同时，如果存在血流障碍、梗阻等致病因素，也应及时处理。静脉导管感染时，拔除导管应属首要措施。危重病人疑为肠源性感染时，应及时纠正休克，尽快恢复肠黏膜的血流灌注，并通过早期肠道营养促使肠黏膜尽快修复，口服肠道生态制剂以维护肠道正常菌群。

（四）其他辅助治疗

早期复苏成功后，应重新评价病人的血流动力学状态，酌情补液和使用血管活性药物。如果血流动力学仍不稳定，可静脉给予氢化可的松（200 mg/d）。当病人血红蛋白低于 70g/L 时，给予输血。对于无 ARDS 的脓毒症病人，建议使用小潮气量（6 mL/kg）辅助通气。对于高血糖者，应给予胰岛素治疗，控制血糖上限低于 10 mmol/L。对于无禁忌证的病人建议使用低分子肝素预防静脉血栓。对于存在消化道出血风险的病人，建议给予质子泵抑制剂预防应激性溃疡。对于能够耐受肠内营养的病人，应尽早启动肠内营养。

第五节　　有芽孢厌氧菌感染

厌氧菌是指一类只能在低氧分压的条件下生长，而不能在空气（18%氧气）和（或）10%二氧化碳浓度下的固体培养基表面生长的细菌。根据生芽孢与否可将厌氧菌分为两大类：①有芽孢厌氧菌，包括破伤风梭菌、产气荚膜杆梭菌、肉毒梭菌和艰难梭菌等；②无芽孢厌氧菌，包括革兰阳性或革兰阴性的杆菌和球菌，如脆弱类杆菌、韦荣菌属、消化链球菌属等。

一、破伤风

（一）病因

破伤风是常和创伤相关联的一种特异性感染。除了可能发生在各种创伤后，还可能发生于不洁条件下分娩的产妇和新生儿。病菌是破伤风梭菌，为专性厌氧，革兰染色阳性；平时存在于人畜的肠道，随粪便排出体外，以芽孢状态分布于自然界，尤以土壤中为常见。此菌对环境适应性很强，能耐煮沸。创伤伤口的破伤风梭菌污染率很高，战场中污染率可达 25%～80%，但破伤风发病率只占污染者的 10%～20%，提示发病必须具有其他因素，主要因素就是缺氧环境。如果伤口深，且外口较小，伤口内有坏死组织、血块充塞，或填塞过紧、局部缺血等，或者同时存在需氧菌感染，消耗了伤口内残留的氧气，就形成了一个适合该菌生长繁殖的缺氧环境。

（二）病理生理

在缺氧环境中，破伤风梭菌的芽孢发育为增殖体，迅速繁殖并产生大量外毒素，主要是痉挛毒素。菌体及其外毒素，在局部并不引起明显的病理改变，伤口甚至无明显急性炎症或可能愈合。但痉挛毒素吸收至脊髓、脑干等处，与联络神经细胞的突触相结合，抑制突触释放抑制性传递介质。运动神经元因失去中枢抑制而兴奋性增强，致使随意肌紧张与痉挛。破伤风毒素还可阻断脊髓对交感神经的抑制，致使交感神经过度兴奋，引起血压升高、心率增快、体温升高、自汗等。

（三）临床表现

破伤风潜伏期一般为 7～8 天，可短至 24 小时或长达数月、数年。潜伏期越短者，预后越差。约 90% 的病人在受伤后 2 周内发病，偶见在摘除体内存留多年的异物后出现破伤风症状。前驱症状是全身乏力、头晕、头痛、咀嚼无力、局部肌肉发紧、扯痛、反射亢进等。典型症状是在肌紧张性收缩（肌强直、发硬）的基础上，阵发性强烈痉挛，通常最先受影响的肌群是咀嚼肌，随后顺序为面部表情肌、颈、背、腹、四肢肌，最后为膈肌。相应出现的征象为：张口困难（牙关紧闭）、蹙眉、口角下缩、咧嘴"苦笑"、颈部强直、头后仰；当背、腹肌同时收缩，因背部肌群较为有力，躯干因而扭曲成弓，结合四肢的屈膝、弯肘、半握拳等痉挛姿态，形成"角弓反张"或"侧弓反张"；膈肌受影响后，发作时面唇青紫，通气困难，可出现呼吸暂停。上述发作可因轻微的刺激，如光、声、接触、饮水等诱发。间隙期长短不一，发作频繁者，常示病情严重。发作时神志清楚，表情痛苦，每次发作时间由数秒至数分钟不等。强烈的肌痉挛，可使肌断裂，甚至发生骨折；膀胱括约肌痉挛可引起尿潴留；持续的呼吸肌和膈肌痉挛，可造成呼吸骤停。病人死亡原因多为窒息、心力衰竭或肺部并发症。

病程一般为3~4周，如积极治疗、不发生特殊并发症，发作的程度可逐步减轻，缓解期平均约1周。但肌紧张与反射亢进可继续一段时间；恢复期间还可出现一些精神症状，如幻觉，言语、行动错乱等，但多能自行恢复。

少数病人仅表现为受伤部位肌持续性强直，可持续数周或数月，预后较好。新生儿患此病时，因肌肉纤弱而症状不典型，表现为不能啼哭和吸乳，少活动，呼吸弱或困难。

（四）诊断和鉴别诊断

实验室检查很难诊断破伤风，伤口厌氧菌培养也难发现该菌。但破伤风的症状比较典型，诊断主要根据临床表现。凡有外伤史，不论伤口大小、深浅，如果伤后出现肌紧张、扯痛，张口困难、颈部发硬、反射亢进等，均应考虑此病的可能性。需要与下列疾病鉴别。①化脓性脑膜炎：虽有"角弓反张"状和颈项强直等症状，但无阵发性痉挛；有剧烈头痛、高热、喷射性呕吐、神志有时不清；脑脊液检查有压力增高、白细胞计数增多等。②狂犬病：有被疯狗、猫咬伤史，以吞咽肌抽搐为主。喝水不能下咽，并流大量口涎，病人听见水声或看见水，咽肌立即发生痉挛。③其他：如颞下颌关节炎、子痫、癔症等。

（五）预防

破伤风是可以预防的。破伤风梭菌是厌氧菌，其生长繁殖必须有缺氧的环境。因此，创伤后早期彻底清创，改善局部循环，是预防破伤风发生的重要措施。

通过人工免疫，产生较稳定的免疫力是另一重要的预防措施。主动免疫采用破伤风类毒素抗原注射，使人体产生抗体以达到免疫目的。在我国现行的计划免疫疫苗接种中已经包括了破伤风免疫注射。

被动免疫法对伤前未接受自动免疫的伤员，尽早皮下注射破伤风抗毒素（TAT）1500~3000 U。破伤风的发病有潜伏期，尽早注射有预防作用，但其作用短暂，有效期为10日左右。因此，对深部创伤可能感染厌氧菌的病人，可在1周后追加注射一次量。抗毒素易发生过敏反应，注射前必须进行皮内敏感试验。如过敏，应按脱敏法注射。目前最佳的被动免疫是肌内注射250~500 U人体破伤风免疫球蛋白（TIG）。人体破伤风免疫球蛋白是自人体血浆免疫球蛋白中提纯或用基因重组技术制备的，一次注射后在人体可存留4~5周，免疫效能10倍于破伤风抗毒素。

（六）治疗

破伤风是一种极为严重的疾病，死亡率高，尤其是新生儿和吸毒者，为此要采取积极的综合治疗措施，包括清除毒素来源，中和游离毒素，控制和解除痉挛，保持呼吸道通畅和防治并发症等。

1. 伤口处理

凡能找到伤口，伤口内存留坏死组织、引流不畅者，应在抗毒血清治疗后，在麻醉并控制痉挛下进行清创，并用3%过氧化氢溶液冲洗，置放引流物充分引流。有的伤口看上去已愈合，而痂下可能存在窦道或无效腔，应仔细检查。

2. 抗毒素的应用

常用TAT是为了中和游离的毒素，但它只在早期应用中有效，若毒素已与神经组织结合，则难收效。一般用量是10000~60000 U，分别由肌内注射与静脉滴入。静脉滴入应稀释于5%葡萄糖溶液中，缓慢滴入。用药前应作皮内过敏试验。连续应用或加大剂量并无意义，且易致过敏反应和血清病。TIG剂量为3000~6000 U，一般只需一次肌内注射。

要注意的是，破伤风的发病不能确保对本病形成终生免疫，在确诊破伤风1个月后，应给予0.5 mL破伤风类毒素，并完成基础免疫注射。

3. 抗生素治疗

首选青霉素，剂量为 80 万~100 万 U，肌内注射，每 4~6 小时 1 次，或大剂量静脉滴注，剂量为 200 万~1000 万 U，每日分 2~4 次给药，可抑制破伤风梭菌。也可给甲硝唑 2.5g/d，分次口服或静脉滴注，持续 7~10 天。如伤口有混合感染，则相应选用抗菌药物。

4. 支持对症治疗

病人入院后，应住隔离病室，避免光、声等刺激；避免打扰病人。根据病情可交替使用镇静、解痉药物，以减少病人的痉挛和痛苦。可供选用的药物有水合氯醛，保留灌肠量每次 20~40 mL，苯巴比妥钠肌内注射，每次 0.1~0.2 g，地西泮 10~20 mg 肌内注射或静脉滴注，一般每日 1 次。病情较重者，可用冬眠 1 号合剂（由氯丙嗪、异丙嗪各 50 mg，哌替啶 100 mg 及 5% 葡萄糖 250 mL 配成）静脉缓慢滴入，但低血容量时忌用。对于重症病人可以使用咪达唑仑和丙泊酚，两药联用可起到更好的镇静效果。痉挛发作频繁不易控制者，可用 2.5% 硫喷妥钠缓慢静注，每次 0.25~0.5 g，但要警惕发生喉头痉挛和呼吸抑制，用于已作气管切开者比较安全。但新生儿破伤风要慎用镇静解痉药物，可酌情用洛贝林、尼可刹米等。由于病人不断阵发痉挛，出大汗等，故每日消耗热量和水分丢失较多，因此要十分注意营养（高热量、高蛋白、高维生素）补充，注意调整水和电解质的平衡，必要时可采用鼻胃管管饲，甚至采用中心静脉肠外营养。

5. 并发症的防治

破伤风的主要并发症有窒息、肺不张、肺部感染等。重症病人应尽早进行气管切开，以便改善通气，清除呼吸道分泌物；必要时可进行人工辅助呼吸，还可利用高压氧舱辅助治疗。气管切开病人应注意做好呼吸道管理，包括气道雾化、湿化、冲洗等；要定时翻身、拍背，以利排痰，并预防压疮；严格无菌技术，防止交叉感染。已并发肺部感染者，根据菌种选用抗生素；应安排专人护理，防止意外，如防止咬伤舌，或发作时掉下床造成摔伤（骨折等）。

二、气性坏疽

（一）病因

气性坏疽是厌氧菌感染的一种，即梭状芽孢杆菌所致的肌坏死或肌炎。此类感染因其发展急剧，预后差。已知的梭状芽孢杆菌有多种，引起本病主要的有产气荚膜梭菌、水肿杆菌、腐败杆菌、溶组织杆菌等。感染发生时，往往不是单一细菌，而是几种细菌的混合。各种细菌又有其生物学的特性，根据细菌组合的主次，临床表现有所差别，有的以产气显著，有的以水肿为主。这类细菌在人畜粪便与周围环境中（特别是泥土中）广泛存在，故伤后污染此菌的机会很多，但发生感染者不多。因为这类细菌在人体内生长繁殖需具备缺氧环境，如开放性骨折伴有血管损伤，挤压伤伴有深部肌肉损伤，上止血带时间过长或石膏包扎过紧，邻近肛周、会阴部位的严重创伤，继发此类感染的概率较高。

（二）病理生理

这类细菌可产生多种有害于人体的外毒素与酶。有的酶是通过脱氮、脱氨、发酵的作用而产生大量不溶性气体积聚在组织间，如硫化氢、氮等；有的酶能溶组织蛋白，使组织细胞坏死、渗出，产生严重水肿。由于气、水夹杂，急剧膨胀，局部张力迅速增加，皮肤表面可变得如"木板样"硬。筋膜下张力急剧增加，从而压迫微血管，进一步加重组织的缺血、缺氧与失活，更有利于细菌繁殖生长，形成恶性循环。这类细菌还可产生卵磷脂酶、透明质酸酶等，使细菌易于穿透组织间隙，快速扩散。病变一旦开始，可沿肌束或肌群向上下扩展，肌肉转为砖红色，外观如熟肉，失去弹性，如侵犯皮下组织，气肿、水肿与组织坏死可迅速沿筋膜扩散。活体组织检查可发现肌纤维间有大量气泡和大量革兰阳性粗短杆菌。

（三）临床表现

发病通常是在伤后 1~4 日，最快者可在伤后 8~10 小时，最迟为 5~6 日。临床特点是病情急剧恶化，烦躁不安，夹有恐惧或欣快感；皮肤、口唇变白，大量出汗、脉搏快速、体温逐步上升。随着病情的发展，可发生溶血性贫血、黄疸、血红蛋白尿、酸中毒，全身情况可在 12~24 小时内迅速恶化。

病人常诉伤肢沉重或疼痛，持续加重，有如胀裂，程度常超过创伤伤口所能引起者，止痛剂不能奏效；局部肿胀与创伤所能引起的程度不成比例，并迅速向上下蔓延，每小时都可见到加重。伤口中有大量浆液性或浆液血性渗出物，可渗湿厚层敷料，当移除敷料时有时可见气泡从伤口中冒出。皮下如有积气，可触及捻发音。由于局部张力，皮肤受压而发白，浅部静脉回流发生障碍，故皮肤表面可出现如大理石样斑纹。因组织分解、液化、腐败和大量产气（硫化氢等），伤口可有恶臭。局部探查时，如属筋膜上型，可发现皮下脂肪变性、肿胀；如为筋膜下型，筋膜张力增高，肌肉切面不出血。渗出物涂片染色可发现革兰阳性粗大杆菌。X 线照片检查常显示软组织间有积气。

（四）诊断与鉴别诊断

因病情发展急剧，重在早期诊断。早期诊断的重要依据是局部表现，伤口内分泌物涂片检查有革兰阳性染色粗大杆菌和 X 线检查显示伤处软组织间积气，有助于确诊。诊断时应予鉴别者：①组织间积气并不限于梭状芽孢杆菌的感染。某些脏器如食管、气管因手术、损伤或病变导致破裂溢气，体检也可出现皮下气肿、捻发音等，但不同之处是不伴有全身中毒症状；局部的水肿、疼痛、皮肤改变均不明显，而且随着时间的推移，气体常逐渐吸收。②一些兼性需氧菌感染如大肠埃希菌、克雷伯杆菌的感染也可产生一定的气体，但主要是 CO_2，属可溶性气体，不易在组织间大量积聚，而且无特殊臭味。③厌氧性链球菌也可产气，但其所造成的损害是链球菌蜂窝织炎、链球菌肌炎等，全身中毒症状较轻，发展较缓。处理及时，切开减张，充分引流，加用抗生素等治疗，预后较好。

（五）预防

对容易发生此类感染的创伤应特别注意，如开放性骨折合并大腿、臀部广泛肌肉损伤或挤压伤者；有重要血管损伤或继发血管栓塞者；用止血带时间过长、石膏包扎太紧者。预防的关键是尽早彻底清创，包括清除失活、缺血的组织；去除异物特别是非金属性异物；对深而不规则的伤口要充分敞开引流，避免无效腔存在；筋膜下张力增加者，应早期切开筋膜减张等。对疑有气性坏疽的伤口，可用3%过氧化氢或1∶1000高锰酸钾等溶液冲洗、湿敷。挫伤、挤压伤的软组织在早期较难判定其活力，24~36小时后界限才趋明显，这段时间内要密切观察。有腹腔穿透性损伤，特别是结肠、直肠、会阴部有创伤的患者，也应警惕此类感染的发生。上述病人均应早期使用大剂量的青霉素和甲硝唑。

（六）治疗

一经诊断，需立即开始积极治疗，越早越好，可以挽救病人的生命，减少组织的坏死或截肢率。

1. 急诊清创

深部病变往往超过表面显示的范围，故病变区应作广泛、多处切开，包括伤口周围水肿或皮下气肿区，术中应充分显露探查，彻底清除变色、不收缩、不出血的肌肉。因细菌扩散的范围常超过肉眼病变的范围，所以应整块切除肌肉，包括肌肉的起止点。如感染限于某一筋膜腔，应切除该筋膜腔的肌群；如整个肢体已广泛感染，应果断进行截肢以挽救生命；如感染已部分超过关节截肢平面，其上的筋膜腔应充分敞开，术后用氧化剂冲洗、湿敷，经常更换敷料，必要时还要再次清创。

2. 应用抗生素

对这类感染，治疗首选青霉素，常见产气荚膜梭菌中对青霉素大多敏感，但剂量需大，每天应在 1000 万 U 以上。大环内酯类（如琥乙红霉素、麦迪霉素等）和硝唑类（如甲硝唑、替硝唑）也有一定疗效。氨基糖苷类抗生素（如卡那霉素、庆大霉素等）对此类细菌已证实无效。

3. 高压氧治疗

采取这种治疗方法能够提高组织间的含氧量，造成不适合厌氧菌生长繁殖的环境，可提高治愈率，减轻伤残率。

4. 全身支持治疗

全身支持治疗包括输血、纠正水与电解质失调、营养支持与对症处理等。

第六节　外科应用抗菌药的原则

抗菌药物在预防、控制与治疗外科感染中发挥重要作用。目前临床常用的抗菌药物达数百种，由于应用广泛，滥用的现象时有发生。不合理地使用抗菌药物不仅会引起毒副作用和过敏反应，还会增加病原菌的耐药性，导致二重感染。因此，合理地应用抗菌药物至关重要。

一、抗菌药物合理应用的基本原则

（一）尽早确认致病菌

对明确或怀疑外科感染者，应尽早查明致病菌并进行药敏试验，有针对性地选用抗菌药物。危重病人在未获知致病菌及药敏结果前，应在临床诊断的基础上预测最有可能的致病菌种，并结合当地细菌耐药情况，选择适当的药物进行治疗；获知致病菌与药敏试验结果后，应结合之前的治疗效果对用药方案做出调整。

（二）选择最佳的抗菌药物

各种抗菌药物均有特定的抗菌谱与适应证，不同的致病菌对药物的敏感性也不同，要根据临床诊断、细菌学检查、药物的效应及药代动力学特点（吸收、分布、代谢和排泄过程），选择疗效高、毒性小、应用方便、价廉易得的药物。

（三）制定合理的用药方案

制定用药方案时应考虑以下因素。

1. 给药途径

感染局限或较轻、可接受口服给药者，应选用口服吸收完全的抗菌药物。重症感染者，应给予静脉给药，以确保药效。

2. 给药剂量

按各种抗菌药物的治疗剂量范围给药。氨基糖苷类、喹诺酮类等剂量依赖型抗菌药，其杀菌效应与药物浓度相关，给药剂量宜偏向高限。β-内酰胺类、大环内酯类等时间依赖型抗菌药，只要血药浓度超过最低抑菌浓度（MIC）即可发挥杀菌效应，因此给药剂量宜偏向低限，维持血药浓度大于 MIC 水平即可。

3. 给药次数

根据药代动力学和药效学的原则确定给药次数。半衰期短者，如青霉素、头孢菌素类、克林霉素等，应 1 日给药多次；喹诺酮类、氨基糖苷类等可 1 日给药 1 次。

4. 疗程

多数外科感染经有效的抗生素治疗 5~7 天即可控制，脓毒症抗生素的治疗疗程一般维持 7~10 天。抗菌药物一般在病人体温正常、白细胞计数正常、病情好转、局部病灶控制后停药。骨髓炎、感染性心内膜炎、植入物感染等常需 6~12 周的疗程，过早停药可使感染不易控制。

5. 联合用药

联合用药的指征有：①病因未明的严重感染，包括免疫缺陷者的严重感染；②单一抗菌药物不能控制的混合感染或严重感染，如腹膜炎、盆腔炎、感染性心内膜炎、脓毒症等；③需长时间用药，病原菌易产生耐药性的感染，如结核病、尿路感染等；④减少个别药物剂量，降低毒性反应，如两性霉素 B 与氟胞嘧啶联用治疗深部真菌病。

二、围术期预防用药的原则

围术期预防用药的目的在于预防和减少手术相关的外科感染，包括术后切口感染、手术深部或腔隙的感染，和可能发生的全身感染。预防使用抗生素的指征主要是清洁-污染手术和污染手术，在一些特殊情况下，清洁手术也需要预防使用抗生素，具体介绍如下。

（一）清洁手术

手术野无污染，通常不需预防用抗菌药物，仅在下列情况中考虑预防用药：①手术范围大、时间长、污染机会增加；②手术涉及重要脏器，一旦发生污染将造成严重后果者，如头颅手术、心脏手术、眼内手术等；③异物植入手术；④病人为高龄或免疫缺陷者等高危人群。

（二）清洁-污染手术

这类手术包括呼吸道、消化道、泌尿道和女性生殖道手术，或经以上器官的手术，由于手术部位存在大量人体寄生菌群，手术时可能污染手术野造成感染，因此需预防应用抗生素。

（三）污染手术

污染手术指由于胃肠道、尿路、胆道体液大量溢出或开放性创伤等已造成手术野严重污染的手术，需预防应用抗生素。

三、抗菌药物在特殊人群中的应用

病人的病理、生理及免疫状况可影响药物的作用，即使是同一种抗菌药物，在不同的病人体内吸收、分布、代谢与排泄过程也会有差异，用药时应予重视，特别是对特殊人群，用药需遵循个体化原则。

（一）肾功能减退者

根据感染的严重程度、病原菌种类及药敏试验结果等，选用低肾毒性或无肾毒性的抗菌药物；必须使用肾毒性抗菌药物时，应调整给药剂量和方法。

（二）肝功能减退者

①主要经肝脏清除的药物：肝功能减退可导致药物清除明显减少，若无明显毒性反应，仍可正常使用，但治疗过程中需严密监测肝功能，必要时减量，若发生毒性反应，应避免使用此类药物；②经肝、肾两途径清除的药物：严重肝病时应减量应用；③主要经肾脏清除的药物：无须调整用药剂量。

（三）老年病人

老年病人肾功能呈生理性减退，因此给药时应按轻度肾功能减退情况减量，即使用正常治疗量的 1/2~2/3；宜选用毒性低、杀菌作用强的药物，若必须使用高毒性药物，应同时行血药浓度监测并及时调整剂量。

（四）新生儿病人

新生儿感染应避免使用毒性大的抗菌药物，若确有应用指征，必须同时行血药浓度监测，并及时调整剂量；避免使用可能发生严重不良反应的抗菌药物；主要经肾脏代谢的药物需减量应用；给药方案应按新生儿日龄进行调整。

（五）小儿病人

尽量避免使用有耳、肾毒性的抗生素，如氨基糖苷类和万古霉素，若确有应用指征，需在使用过程中严密观察不良反应；四环素类抗生素可致牙齿黄染及牙釉质发育不良，不可用于 8 岁以下小儿；喹诺酮类抗生素对骨骼发育可能产生不良影响，应避免用于 18 岁以下人群。

（六）妊娠期病人

对胎儿有致畸或明显毒性作用的药物，如四环素类、喹诺酮类，应避免使用。对母体和胎儿均有毒性的药物，如氨基糖苷类和万古霉素，应避免使用；确有应用指征时，需行血药浓度监测。对母体和胎儿均无明显影响，且无致畸作用的药物，如 β-内酰胺类，适宜在妊娠期使用。

（七）哺乳期病人

哺乳期病人使用抗菌药物，药物均可自乳汁分泌，不论乳汁中药物浓度如何，均可对乳儿产生潜在影响，因此，哺乳期使用任何抗菌药物均应暂停哺乳。

总之，合理地选择抗菌药物，既要依据致病菌的种类和药敏结果，同时还要考虑病人生理病理的具体状况。

第六章　颈部疾病

第一节　甲状腺疾病

一、解剖生理概要

甲状腺由左、右两个侧叶和峡部构成，峡部有锥状叶与舌骨相连。侧叶位于喉与气管的两侧，下极多数位于第 5~6 气管软骨环之间，峡部多数位于第 2~4 气管软骨环的前面。甲状腺侧叶的背面有甲状旁腺，内侧毗邻喉、咽、食管。

甲状腺由内、外两层被膜包裹，内层被膜很薄、紧贴腺体，称为甲状腺固有被膜；外被膜为气管前筋膜的延续，包绕并固定甲状腺于气管和环状软骨上，又称为甲状腺外科被膜。在内、外被膜之间有疏松的结缔组织、甲状旁腺和喉返神经经过，甲状腺手术时应在此两层被膜之间进行，为保护甲状旁腺和喉返神经应紧贴固有被膜逐一分离。

甲状腺的血供非常丰富，主要源于甲状腺上动脉（颈外动脉的分支）和甲状腺下动脉（锁骨下动脉的分支），偶有甲状腺最下动脉。甲状腺上、下动脉的分支之间，以及甲状腺上、下动脉分支与咽喉部、气管、食管的动脉分支之间，都有广泛的吻合支相互交通，故在手术时，虽将甲状腺上下动脉全部结扎，甲状腺残留部分仍有血液供应。甲状腺的静脉在腺体形成网状，然后汇合成甲状腺上静脉、中静脉和下静脉。上、中静脉汇入颈内静脉，甲状腺下静脉一般注入无名静脉。

甲状腺内淋巴管网极为丰富，逐渐向甲状腺包膜下集中，形成集合管，然后伴行或不伴行周边静脉引出甲状腺，汇入颈部淋巴结。颈部淋巴结分7区：第 I 区，颏下区和颌下区淋巴结，下以二腹肌前腹为界，上以下颌骨为界；第 II 区，颈内静脉淋巴结上组，上以二腹肌后腹为界，下以舌骨为界，前界为胸骨舌骨肌侧缘，后界为胸锁乳突肌后缘；第 III 区，颈内静脉淋巴结中组，从舌骨水平至肩胛舌骨肌下腹与颈内静脉交叉处；第 IV 区，颈内静脉淋巴结下组，从肩胛舌骨肌下腹到锁骨上；第 V 区，颈后三角区，后界为斜方肌，前界为胸锁乳突肌后缘，下界为锁骨；第 VI 区（中央组），气管周围淋巴结，包括环甲膜淋巴结，气管、甲状腺周围淋巴结，咽后淋巴结等。第 VII 区，胸骨上凹下至前上纵隔淋巴结。

喉返神经来自迷走神经，行走在气管、食管之间的沟内，多在甲状腺下动脉的分支间穿过。喉上神经亦来自迷走神经，分为：内支（感觉支），分布在喉黏膜上；外支（运动支），与甲状腺上动脉贴近、同行，支配环甲肌，使声带紧张。

甲状腺的主要功能是合成、贮存和分泌甲状腺素。甲状腺功能与人体各器官系统的活动和外部环境互相联系。甲状腺的主要调节机制包括下丘脑-垂体-甲状腺轴控制系统和甲状腺腺体内的自身调节系统。

二、单纯性甲状腺肿

（一）病因

单纯性甲状腺肿的病因可分为3类：

1. 甲状腺素原料（碘）缺乏

环境缺碘是引起单纯性甲状腺肿的主要因素。高原、山区土壤中的碘盐被冲洗流失，以致饮水和食物中含碘量不足，因此，这部分区域的居民患此病的较多，故又称"地方性甲状腺肿"。由于碘的摄入不足，无法合成足够量的甲状腺素，便反馈性地引起垂体 TSH 分泌增高并刺激甲状腺增生和代偿性肿大。初期，因缺碘时间较短，增生、扩张的滤泡较为均匀地散布在腺体各部，形成弥漫性甲状腺肿；随着缺碘时间延长，病变继续发展，扩张的滤泡便聚集成多个大小不等的结节，形成结节性甲状腺肿。有的结节因血液供应不良发生退行性变时，还可引起囊肿或纤维化、钙化等改变。

2. 甲状腺素需要量增高

青春发育期、妊娠期或绝经期的妇女，由于对甲状腺素的需要量暂时性增高，有时也可发生轻度弥漫性甲状腺肿，叫作生理性甲状腺肿。这种甲状腺肿大常在成年或妊娠以后自行缩小。

3. 甲状腺素合成和分泌的障碍

不同病因引起的甲状腺素合成和分泌的障碍。

(二) 临床表现

女性多见，一般无全身症状。甲状腺有不同程度的肿大，能随吞咽上下活动。病程早期，甲状腺呈对称、弥漫性肿大，腺体表面光滑，质地柔软，随吞咽上下移动。随后，在肿大腺体的一侧或两侧可扪及多个（或单个）结节，通常存在多年，增长缓慢。当发生囊肿样变的结节内并发囊内出血时，可引起结节迅速增大。甲状腺不同程度的肿大和肿大结节对周围器官引起的压迫症状是本病主要的临床表现。单纯性甲状腺肿体积较大时可压迫气管、食管和喉返神经，出现气管弯曲、移位和气道狭窄影响呼吸。开始只在剧烈活动时感觉气促，发展严重时，甚至休息睡觉也有呼吸困难。受压过久还可使气管软骨变性、软化，少数喉返神经或食管受压的病人可出现声音嘶哑或吞咽困难。

病程长久、体积巨大的甲状腺肿，可下垂于颈下胸骨前方。甲状腺肿向胸骨后延伸生长形成胸骨后甲状腺肿，易压迫气管和食管，还可能压迫颈深部大静脉，引起头颈部静脉回流障碍，出现面部青紫、肿胀及颈胸部表浅静脉怒张。

此外，结节性甲状腺肿可继发甲亢，也可发生恶变。

（三）诊断

检查发现甲状腺肿大或结节比较容易，但临床上更需要判断甲状腺肿及结节的性质，这就需要仔细收集病史，认真检查，对于居住于高原山区缺碘地带的甲状腺肿病人或家属中有类似病情者常能及时做出地方性甲状腺肿的诊断。

（四）预防

全国各地已普遍进行了甲状腺肿的普查和防治工作，发病率已大大降低。在流行地区，甲状腺肿的集体预防极为重要，一般补充加碘盐。

（五）治疗

1. 生理性甲状腺肿

对于生理性甲状腺肿，可不给予药物治疗，宜多食含碘丰富的海带、紫菜等食物。

2. 药物治疗

对 20 岁以下的弥漫性单纯甲状腺肿病人可给予小量甲状腺素或优甲乐，以抑制腺垂体 TSH 分泌，缓解甲状腺的增生和肿大。

3. 手术治疗

有以下情况时，应及时施行甲状腺大部切除术：①因气管、食管或喉返神经受压引起临床症状者；②胸骨后甲状腺肿者；③巨大甲状腺肿影响生活和工作者；④结节性甲状腺肿继发功能亢进者；⑤结节性甲状腺肿疑有恶变者。手术方式多采用甲状腺次全切除术。

三、甲状腺功能亢进的外科治疗

甲状腺功能亢进（甲亢）是由各种原因引起循环中甲状腺素异常增多而出现以全身代谢亢进为主要特征的疾病总称，分为原发性、继发性和高功能腺瘤 3

类。①原发性甲亢最常见，是指在甲状腺肿大的同时，出现功能亢进症状。病人年龄多在20~40岁之间，表现为腺体弥漫性、两侧对称肿大，常伴有眼球突出，故又称"突眼性甲状腺肿"。②继发性甲亢较少见，如继发于结节性甲状腺肿的甲亢，病人先有结节性甲状腺肿多年，以后才出现功能亢进症状，发病年龄多在40岁以上。腺体呈结节状肿大，两侧多不对称，无突眼，容易发生心肌损害。③高功能腺瘤，少见，甲状腺内有单个或多个自主性高功能结节，无突眼，结节周围的甲状腺组织呈萎缩改变。

（一）临床表现

甲亢的临床表现包括甲状腺肿大、性情急躁、容易激动、失眠、两手颤动、怕热、多汗、皮肤潮湿、食欲亢进但却消瘦、体重减轻、心悸、脉快有力（脉率常在每分钟100次以上，休息及睡眠时仍快）、脉压增大（主要由于收缩压升高）、内分泌紊乱（如月经失调）以及无力、易疲劳、出现肢体近端肌萎缩等，其中脉率增快及脉压增大尤为重要，常可作为判断病情程度和治疗效果的重要标志。

（二）诊断

诊断时主要依靠临床表现，结合辅助检查。常用的辅助检查方法如下。

1. 基础代谢率测定

可根据脉压和脉率计算，或用基础代谢率测定器测定。后者较可靠，但前者简便。测定基础代谢率要在完全安静、空腹时进行。常用计算公式为：基础代谢率=（脉率+脉压）－111。正常值为±10%；增高至20%~30%为轻度甲亢，30%~60%为中度，60%以上为重度。

2. 甲状腺摄^{131}I率的测定

正常甲状腺24小时内摄取的^{131}I量为人体总量的30%~40%。如果在2小时内甲状腺摄取^{131}I量超过人体总量的25%，或在24小时内超过人体总量的50%，且吸^{131}I高峰提前出现，均可诊断甲亢。

3. 血清中T_3和T_4含量的测定

甲亢时，血清T_3可高于正常4倍左右，而T_4仅为正常的2倍半，因此，T_3测定对甲亢的诊断具有较高的敏感性。

（三）手术治疗

手术治疗是治疗甲亢的主要方法之一。优点：手术的痊愈率达90%~95%，手术死亡率低于1%。缺点：有一定的并发症和4%~5%的病人术后甲亢复发，也有少数病人术后发生甲状腺功能减退。

1. 手术指征

①继发性甲亢或高功能腺瘤；②中度以上的原发性甲亢；③腺体较大，伴有压迫症状，或胸骨后甲状腺肿等类型甲亢；④抗甲状腺药物或^{131}I治疗后复发者或坚持长期用药有困难者；⑤妊娠早、中期的甲亢病人凡具有上述指征者，应考虑手术治疗，并可以不终止妊娠。

2. 手术禁忌证

①青少年病人；②症状较轻者；③老年病人或有严重器质性疾病不能耐受手术者。

手术行双侧甲状腺次全切除术，手术可选择常规或腔镜方式，切除腺体量，应根据腺体大小或甲亢程度决定。通常需切除腺体的80%~90%，并同时切除峡部；每侧残留腺体以如成人拇指末节大小为恰当（3~4 g）。腺体切除过少容易引起复发，过多又易发生甲状腺功能低下，而保留两叶腺体背面部分，有助于保护喉返神经和甲状旁腺。

（四）术前准备

为了避免甲亢病人在基础代谢率高亢的情况下进行手术的危险，术前应采取充分而完善的准备以保证手术顺利进行和预防术后并发症的发生。

1. 一般准备

对精神过度紧张或失眠者可适当应用镇静和安眠药以消除病人的恐惧心情。心率过快者，可口服普萘洛尔（心得安）10 mg，每日 3 次。发生心力衰竭者，应予以洋地黄制剂。

2. 术前检查

除全面体格检查和必要的实验室检查外，还应包括：①颈部摄片，了解有无气管受压或移位；②心电图检查；③喉镜检查，确定声带功能；④测定基础代谢率，了解甲亢程度。

3. 药物准备

药物准备是术前准备的重要环节。

（1）抗甲状腺药物加碘剂：可先用硫脲类药物，待甲亢症状得到基本控制后，即改服 2 周碘剂，再进行手术。由于硫脲类药物能使甲状腺肿大和动脉性充血，手术时极易发生出血，增加了手术的困难和危险，因此，服用硫脲类药物后必须加用碘剂 2 周，待甲状腺缩小变硬，血管数减少后手术。此法安全可靠，但准备时间较长。

（2）单用碘剂：适合症状不重，以及继发性甲亢和高功能腺瘤病人。开始即用碘剂，2~3 周后甲亢症状得到基本控制（病人情绪稳定，睡眠良好，体重增加，脉率<90 次/分，基础代谢率<20%），便可进行手术。但少数病人，服用碘剂 2 周后，症状减轻不明显，此时，可在继续服用碘剂的同时，加用硫氧嘧啶类药物，直至症状基本控制，停用硫氧嘧啶类药物后，继续单独服用碘剂 1~2 周，再进行手术。碘剂的作用在于抑制蛋白水解酶，减少甲状腺球蛋白的分解，从而抑制甲状腺素的释放，碘剂还能减少甲状腺的血流量，使腺体充血减少，因而缩小变硬。常用的碘剂是复方碘化钾溶液，每日 3 次；从 3 滴开始，以后逐日每次

增加 1 滴，至每次 16 滴为止，然后维持此剂量，以两周为宜。但由于碘剂只抑制甲状腺素释放，而不抑制其合成，因此一旦停服碘剂后，贮存于甲状腺滤泡内的甲状腺球蛋白大量分解，甲亢症状可重新出现，甚至比原来更为严重。因此，凡不准备施行手术者，不要服用碘剂。

（3）普萘洛尔：对于常规应用碘剂或合并应用硫氧嘧啶类药物不能耐受或无效者，有主张单用普萘洛尔或与碘剂合用做术前准备。此外，术前不用阿托品，以免引起心动过速。

（五）手术和手术后注意事项

1. 麻醉

通常采用气管插管，全身麻醉的方式。

2. 手术

操作应轻柔、细致，认真止血，注意保护甲状旁腺和喉返神经。

3. 术后观察和护理

术后当日应密切注意病人呼吸、体温、脉搏、血压的变化，预防甲亢危象发生。如脉率过快、体温升高应充分注意，可肌注苯巴比妥钠或使用冬眠合剂 II 号。病人采用半卧位，以利呼吸和引流切口内积血；帮助病人及时排出痰液，保持呼吸道通畅。此外病人术后要继续服用复方碘化钾溶液，每日 3 次，每次 10 滴，共 1 周左右；或由每日 3 次，每次 16 滴开始，逐日每次减少 1 滴。

（六）手术的主要并发症

1. 术后呼吸困难和窒息

呼吸困难和窒息是术后最严重的并发症，多发生在术后 48 小时内，如不及时发现、处理，则可危及病人生命。常见原因为：①出血及血肿压迫气管，多因手术时止血（特别是腺体断面止血）不完善，偶尔为血管结扎线滑脱所引起。

②喉头水肿，主要是手术创伤所致，也可因气管插管引起。③气管塌陷，是气管壁长期受肿大甲状腺压迫，发生软化，切除甲状腺体的大部分后软化的气管壁失去支撑的结果。④双侧喉返神经损伤。以呼吸困难为主要临床表现。轻者呼吸困难有时临床不易发现，中度者往往坐立不安、烦躁，重者可有端坐呼吸、吸气性三凹征，甚至口唇、指端发绀和窒息。

手术后近期出现呼吸困难，如还有颈部肿胀，切口渗出鲜血时，多为切口内出血所引起。发现上述情况时，必须立即行床旁抢救，及时剪开缝线，敞开切口，迅速除去血肿；如此时病人呼吸仍无改善，则应立即施行气管插管；情况好转后，再送手术室做进一步的检查、止血和其他处理。因此，术后应常规在病人床旁放置无菌的气管插管和手套，以备急用。

2. 喉返神经损伤

术后喉返神经损伤的发生率约 0.5%。大多数是因手术处理甲状腺下极时，不慎将喉返神经切断、缝扎或挫夹、牵拉造成永久性或暂时性损伤所致。少数也可由血肿或瘢痕组织压迫或牵拉而发生。损伤的后果与损伤的性质（永久性或暂时性）和范围（单侧或双侧）密切相关。喉返神经含支配声带的运动神经纤维，一侧喉返神经损伤，大都引起声撕，术后虽可由健侧声带代偿性地向病侧过度内收而恢复发音，但喉镜检查显示病侧声带依然不能内收，因此不能恢复其原有的音色。双侧喉返神经损伤，视其损伤全支、前支或后支等不同的平面，可导致失声或严重的呼吸困难，甚至窒息，需立即作气管切开。由于手术切断、缝扎、挫夹、牵拉等直接损伤喉返神经者，术中或术后立即出现症状；而因血肿压迫、瘢痕组织牵拉等所致者，则可在术后数日才出现症状。切断、缝扎引起者属永久性损伤，挫夹、牵拉、血肿压迫所致则多为暂时性，经理疗等及时处理后，一般可能在3~6个月内逐渐恢复。

3. 喉上神经损伤

喉上神经损伤多发生于处理甲状腺上极时，离腺体太远，分离不仔细和将神经与周围组织一同大束结扎所引起。喉上神经分内（感觉）、外（运动）两支。若损伤外支会使环甲肌瘫痪，引起声带松弛、音调降低。内支损伤，则喉部黏膜感觉丧失，进食特别是饮水时，容易误咽发生呛咳。一般经理疗后可自行恢复。

4. 甲状旁腺功能减退

这种并发症因手术时误伤甲状旁腺或其血液供给受累所致，血钙浓度下降至 2.0 mmol/L 以下，严重者可降至 1.0~1.5 mmol/L，神经肌肉的应激性显著增高。甲状旁腺功能减退多在术后 1~3 天出现症状，起初多数病人只有面部、唇部或手足部的针刺样麻木感或强直感，严重者可出现面肌和手足伴有疼痛的持续性痉挛，每天发作多次，每次持续 10~20 分钟或更长，严重者可发生喉和膈肌痉挛，引起窒息死亡。经过 2~3 周后，未受损伤的甲状旁腺增大或血供恢复，起到代偿作用，症状便可消失。切除甲状腺时，注意保留腺体背面部分的完整。切下甲状腺标本时要立即仔细检查其背面甲状旁腺有无误切，发现时设法移植到胸锁乳突肌中等，均是避免此并发症发生的关键。

发生手足抽搐后，应限制肉类、乳品和蛋类等食品（因含磷较高，影响钙的吸收）。抽搐发作时，立即静脉注射 10% 葡萄糖酸钙或氯化钙 10~20 mL。症状轻者可口服葡萄糖酸钙或乳酸钙 2~4 g，每日 3 次；症状较重或长期不能恢复者，可加服维生素 D_3，每日 5 万~10 万 U，以促进钙在肠道内的吸收。口服双氢速甾醇（双氢速变固醇）油剂能明显提高血中钙含量，降低神经肌肉的应激性。定期检测血钙，以调整钙剂的用量。永久性甲状旁腺功能减退者，可用同种异体甲状旁腺移植。

5. 甲状腺危象

甲状腺危象是甲亢的严重并发症，是因甲状腺素过量释放引起的暴发性肾上腺素能兴奋现象。临床观察发现，危象发生与术前准备不够、甲亢症状未能很好控制及手术应激有关，充分的术前准备和轻柔的手术操作是预防的关键。病人主要表现为：高热（>39℃）、脉快（>120 次/分），同时合并神经、循环及消化系统严重功能紊乱如烦躁、谵妄、大汗、呕吐、水泻等。若不及时处理，可迅速发展至昏迷、虚脱、休克甚至死亡，死亡率 20%～30%。一般用以下 4 种方法进行治疗：

（1）一般治疗：应用镇静剂，降温，充分供氧，补充能量，维持水、电解质及酸碱平衡等。镇静剂常用苯巴比妥钠 100 mg，或冬眠合剂Ⅱ号半量，肌内注射 6～8 小时 1 次。降温可用退热剂、冬眠药物和物理降温等综合方法，保持病人体温在 37℃ 左右；静脉输入大量葡萄糖溶液补充能量，吸氧，以减轻组织的缺氧。

（2）碘剂：口服复方碘化钾溶液，首次为 3～5 mL，或紧急时用 10% 碘化钠 5～10 mL 加入 10% 葡萄糖溶液 500 mL 中静脉滴注，以降低血液中甲状腺素水平。

（3）肾上腺素能阻滞剂：可选用利血平 1～2 mg 肌注或胍乙啶 10～20 mg 口服。前者用药 4～8 小时后危象可有所减轻，后者在 12 小时后起效。还可用普萘洛尔 5 mg 加 5%～10% 葡萄糖溶液 100 mL 静脉滴注。

（4）氢化可的松：每日 200～400 mg，分次静脉滴注，以拮抗过多甲状腺素的反应。

四、甲状腺炎

（一）亚急性甲状腺炎

亚急性甲状腺炎又称巨细胞性甲状腺炎，常继发于病毒性上呼吸道感染，是颈前肿块和甲状腺疼痛的常见原因。病毒感染可能使部分甲状腺滤泡破坏和上皮脱落引起甲状腺异物反应和多形核白细胞、淋巴细胞及异物巨细胞浸润，并在病变滤泡周围出现巨细胞性肉芽肿，多见于 30～40 岁女性。

1. 临床表现

多数表现为甲状腺突然肿胀、发硬、吞咽困难及疼痛，并向病侧耳颞处放射。常始于甲状腺的一侧，很快向腺体其他部位扩展。病人可有发热，血沉增快。病程约为 3 个月，愈后甲状腺功能多不减退。

2. 诊断

病前 1~2 周有上呼吸道感染史。病后 1 周内因部分滤泡破坏可表现出基础代谢率略高，血清 T_3、T_4 浓度升高，但甲状腺摄取 ^{131}I 量显著降低（分离现象）和泼尼松实验治疗有效有助于诊断。

3. 治疗

泼尼松每日 4 次，每次 5 mg，2 周后减量，全程 1~2 个月；同时加用甲状腺干制剂，效果较好。停药后如果复发，则予放射治疗，效果较持久。抗生素无效。

（二）慢性淋巴细胞性甲状腺炎

慢性淋巴细胞性甲状腺炎又称桥本甲状腺炎，是一种自身免疫性疾病，也是甲状腺功能减退最常见的原因。由于自身抗体的损害，病变甲状腺组织被大量淋巴细胞、浆细胞和纤维化所取代。血清中可检出甲状腺过氧化物酶抗体（TPO-Ab）和甲状腺球蛋白抗体（TgAb）等多种抗体。组织学显示甲状腺滤泡广泛被淋巴细胞和浆细胞浸润，并形成淋巴滤泡及生发中心，本病见于 30~50 岁女性。

1. 临床表现

临床多表现为无痛性弥漫性甲状腺肿，对称，质硬，表面光滑，多伴有甲状腺功能减退，较大腺肿可有压迫症状。

2. 诊断

甲状腺肿大、基础代谢率低、甲状腺摄 ^{131}I 量减少，结合血清 TPOAb 和 TgAb 显著增高可帮助诊断。疑难时，可行穿刺活检以确诊。

3. 治疗

可长期用优甲乐或甲状腺素片治疗慢性淋巴细胞性甲状腺炎。有压迫症状者、疑有恶变者可考虑手术。

五、甲状腺腺瘤

甲状腺腺瘤是最常见的甲状腺良性肿瘤，按形态学可分为滤泡状和乳头状囊性腺瘤两种，滤泡状腺瘤多见。多见于 40 岁以下的妇女。

（一）临床表现

颈部出现圆形或椭圆形结节，多为单发。稍硬，表面光滑，无压痛，随吞咽上下移动，大部分病人无任何症状。腺瘤生长缓慢，当乳头状囊性腺瘤因囊壁血管破裂发生囊内出血时，肿瘤可在短期内迅速增大，局部出现胀痛。

甲状腺腺瘤与结节性甲状腺肿的单发结节在临床上较难区别，病理组织学上区别较为明显。腺瘤有完整包膜，周围组织正常，分界明显；结节性甲状腺肿的单发结节包膜常不完整。

（二）治疗

因甲状腺腺瘤有引起甲亢和恶变的可能，故应早期行包括腺瘤的病侧甲状腺腺叶或部分（腺瘤小）切除。切除标本必须立即行冰冻切片检查，以判定有无恶变。

六、甲状腺癌

甲状腺癌是最常见的甲状腺恶性肿瘤，约占全身恶性肿瘤的 1%，近年来呈上升趋势。

（一）病理

1. 乳头状癌

乳头状癌是成人甲状腺癌的最主要类型和儿童甲状腺癌的全部。多见于

30~45 岁女性。此型分化好，恶性程度较低。虽常有多中心病灶，约 1/3 累及双侧甲状腺，且较早便出现颈淋巴结转移，但预后较好。

2. 滤泡状腺癌

滤泡状腺癌常见于 50 岁左右中年人，肿瘤生长较快属中度恶性，且有侵犯血管倾向，可经血运转移到肺、肝和骨及中枢神经系统。颈淋巴结转移仅占 10%，因此病人预后不如乳头状癌。乳头状癌和滤泡状腺癌统称为分化型甲状腺癌，约占成人甲状腺癌的 90% 以上。

3. 髓样癌

髓样癌来源于滤泡旁降钙素分泌细胞（C 细胞），细胞排列呈巢状或囊状，无乳头或滤泡结构，呈未分化状；间质内有淀粉样物沉积。恶性程度中等，可有颈淋巴结侵犯和血行转移，预后不如乳头状癌，但较未分化癌好。

4. 未分化癌

未分化癌多见于 70 岁左右老年人，发展迅速，高度恶性，且约 50% 早期便有颈淋巴结转移，或侵犯气管、喉返神经或食管，常经血运向肺、骨等远处转移。预后很差，平均存活 3~6 个月，一年存活率仅 5%~15%。

总之，不同病理类型的甲状腺癌，其生物学特性、临床表现、诊断、治疗及预后均有所不同。

（二）临床表现

甲状腺内发现肿块是最常见表现。随着病程进展，肿块增大常可压迫气管，使气管移位，并有不同程度的呼吸障碍症状。当肿瘤侵犯气管时，可产生呼吸困难或咯血；当肿瘤压迫或浸润食管，可引起吞咽障碍；当肿瘤侵犯喉返神经可出现声音嘶哑；交感神经受压引起 Horner 综合征及侵犯颈丛，出现耳、枕、肩等处疼痛。未分化癌常以浸润表现为主。

局部淋巴结转移可出现颈淋巴结肿大，有的病人以颈淋巴结肿大为首要表现。

晚期常转移到肺、骨等器官，出现相应临床表现。有少部分病人甲状腺肿块不明显，而转移灶就医时，应想到甲状腺癌的可能。

髓样癌除有颈部肿块外，因其能产生降钙素（CT）、前列腺素（PG）、5-羟色胺（5-HT）、肠血管活性（VIP）等，病人可有腹泻、面部潮红和多汗等类癌综合征或其他内分泌失调的表现。

（三）诊断

主要根据临床表现进行诊断，若甲状腺肿块质硬、固定，颈淋巴结肿大，或有压迫症状者，或存在多年的甲状腺肿块，在短期内迅速增大者，均应怀疑为甲状腺癌。超声等辅助检查有助于诊断。应注意与慢性淋巴细胞性甲状腺炎鉴别，细针穿刺细胞学检查可帮助诊断。此外，血清降钙素测定可协助诊断髓样癌。

（四）临床分期

2017美国癌症联合会（AJCC）在甲状腺癌TNM分期中，更注重肿瘤浸润程度、病理组织学类型及年龄。

（五）治疗

除未分化癌以外，手术是各型甲状腺癌的基本治疗方法，并辅助应用放射性核素、TSH抑制及外放射等治疗。

1. 手术治疗

手术是治疗甲状腺癌的重要手段之一。根据肿瘤的病理类型和侵犯范围的不同，其方法也不同。甲状腺癌的手术治疗包括甲状腺本身的切除，以及颈淋巴结清扫。

分化型甲状腺癌甲状腺的切除范围目前虽有分歧，但最小范围为腺叶切除已达共识。近来国内不少学者也接受甲状腺全切或近全切的观点，诊断明确的甲状腺癌，有以下任何 1 条指征者建议行甲状腺全切或近全切：①颈部有放射史；②已有远处转移；③双侧癌结节；④甲状腺外侵犯；⑤肿块直径大于 4cm；⑥不良病理类型：高细胞型、柱状细胞型、弥漫硬化型、岛状细胞或分化程度低的变型；⑦双侧颈部多发淋巴结转移。仅对满足以下所有条件者建议行腺叶切除：①无颈部放射史；②无远处转移；③无甲状腺外侵犯；④无其他不良病理类型；⑤肿块直径小于 1cm。因良性病变行腺叶切除术后病理证实为分化型甲状腺癌者，若切缘阴性、对侧正常、肿块直径小于 1cm，可观察；否则，须再行手术。手术是治疗髓样癌最有效手段，多主张甲状腺全切或近全切。

颈淋巴结清扫的范围目前仍有分歧，但最小范围清扫，即中央区颈淋巴结（Ⅵ）清扫已基本达成共识。Ⅵ区清扫既清扫了甲状腺癌最易转移的区域，又有助于临床分期、指导治疗、预测颈侧区淋巴结转移的可能性和减少再次手术的并发症。目前多不主张对临床淋巴结阴性（CN_0）病人作预防性颈淋巴结清扫。临床淋巴结阳性（CN_+）病人可选择根治性颈淋巴结清扫术、扩大根治性颈淋巴结清扫术及改良根治性颈淋巴结清扫术。颈淋巴结清扫的主要依据是器官受累程度和淋巴结转移范围，没有器官受累时一般选择改良根治性颈淋巴结清扫术，即指保留胸锁乳突肌、颈内静脉及副神经的Ⅱ~Ⅵ区颈淋巴结清扫。理想的手术方式应是依据每一病人具体病况不同，充分评估淋巴结转移范围，行择区性颈淋巴结清扫术，即个体化手术原则。

2. 放射性核素治疗

甲状腺组织和分化型甲状腺癌细胞具有摄 ^{131}I 的功能，利用 ^{131}I 发射出的 β 射线的电离辐射生物效应的作用可破坏残余甲状腺组织和癌细胞，从而达到治疗目的。对分化型甲状腺癌病人，术后有残留甲状腺组织存在、其吸 ^{131}I 率>1%，甲状腺组织显像甲状腺床有残留甲状腺组织显影者，均应进行 ^{131}I 治疗。^{131}I 治疗包括清除甲状腺癌术后残留甲状腺组织和治疗甲状腺癌转移病灶。清除残留甲状腺组织可降低复发及转移的可能性；残留甲状腺组织完全清除后，由于 TSH 升高可促使转移灶摄碘能力增强，有利于^{131}I 显像发现及治疗转移灶。

3. TSH 抑制治疗

甲状腺癌做近全或全切除者应终身服用甲状腺素片或左甲状腺素，以预防甲状腺功能减退及抑制 TSH。分化型甲癌细胞均有 TSH 受体，TSH 通过其受体能影响甲状腺癌的生长。对于不同复发危险度的病人，采取不同水平的 TSH 抑制治疗，并结合病人的体质和对甲状腺药物的耐受度来调整药物使用的剂量和疗程的长短，即双风险评估。一般来说，高危复发病人 TSH 须抑制在 0.1 以下，中危病人 TSH 抑制在 0.1~0.5，低危病人 TSH 抑制在 0.5~2 之间即可。再根据病人的年龄、心脏功能情况、对甲状腺药物的耐受度等分为低危和中高危人群，进行微调。建议中高危病人终生抑制，低危病人抑制治疗时间 5~10 年，之后改为替代治疗。

4. 放射外照射治疗

这种治疗方法主要用于未分化型甲状腺癌。

七、甲状腺结节的诊断和处理原则

甲状腺结节是外科医师经常碰到的一个问题，成人发病率约 4%。流行病学研究在富碘地区人群中约 5% 的女性和 1% 的男性可扪及甲状腺结节，经高分辨率超声可在 19%~67% 随机人群中探及甲状腺结节。在众多良性结节中约 5%~15% 为甲状腺癌，如何鉴别至关重要，避免漏诊恶性结节。

（一）诊断

病史和体格检查是十分重要的环节。

1. 病史

不少病人并无症状，而在体格检查时偶然发现。有些病人可有症状，如短期内突然发生的甲状腺结节增大，则可能是腺瘤囊性变出血所致；若过去存在甲状腺结节，近日突然快速、无痛地增大，应考虑癌肿可能。

一般来讲，对于甲状腺结节，男性更应得到重视。有分化型甲状腺癌家族史者，发生癌肿的可能性较大。双侧甲状腺髓样癌较少见，但有此家族史者应十分重视，因该病为自主显性遗传型。

2. 体格检查

明显的孤立结节是最重要的体征。约 4/5 分化型甲状腺癌及 2/3 未分化癌表现为单一结节，有一部分甲状腺癌表现为多发结节。检查甲状腺务必要全面、仔细，以便明确是否是弥漫性肿大或还存在其他结节。癌肿病人常于颈部下 1/3 处触及大而硬的淋巴结，特别是儿童及年轻甲状腺乳头状癌病人。

3. 血清学检查

甲状腺球蛋白水平似乎与腺肿大小有关，但对鉴别甲状腺结节的良恶性并无价值，一般用于曾做手术或核素治疗的分化型癌病人，检测是否存在早期复发。TSH 水平与甲状腺结节的良恶性相关。降钙素水平>100 pg/mL 提示髓样癌。

4. 超声检查

超声检查因无创、方便、费用低廉、无放射性损伤、重复性强，目前已经成为甲状腺结节的主要影像学检查。超声检查在甲状腺结节的检出上有很高的敏感性，可发现 2 mm 的结节，除可提供结节的解剖信息（数目、位置及与周围组织的关系）及二维图像特征（大小、形态、边界及回声情况）外，还可提供结节的血供情况，有助于结节良恶性的鉴别。此外，甲状腺淋巴引流区的超声检查，还可对恶性病灶淋巴结转移情况进行评估。

5. 核素显像

甲状腺核素显像可显示甲状腺的位置、大小、形态，也能提供甲状腺结节的功能和血供情况。结节的功能和血供状态与病变的良恶性相关，功能越低下，血供越丰富，结节为恶性的概率越大。但应了解核素显像的局限性，适应于直径>1cm且伴血清 TSH 降低的甲状腺结节判断其是否有自主摄取功能，有无功能一般不能作为鉴别良性或恶性的依据。

6. 针吸涂片细胞学检查

目前细针抽吸细胞学检查应用广泛。操作时病人仰卧，肩部垫枕，颈部过伸，但老年人颈部过伸应有限度，以免椎动脉血流受阻。采用 7 号针头或甲状腺细针穿刺专用针，宜用局部麻醉。强调多方向穿刺的重要性，以保证取得足够的标本。注意针吸细胞学检查有一定假阳性及假阴性。

(二) 治疗

若能恰当应用细针抽吸细胞学检查，则可更精确地选择治疗方法。细胞学阳性结果一般表示甲状腺恶性病变，而细胞学阴性结果则 90%为良性。若针吸细胞学诊断为可疑或恶性病变，则需早期手术以取得病理诊断。若细胞学检查为良性，仍有 10%机会可能是恶性，需作甲状腺核素扫描及甲状腺功能试验。如是冷结节，以及甲状腺功能正常或减低，可给以左甲状腺素片，以阻断促甲状腺素 (TSH) 生成，并嘱病人在 3 个月后复查。3 个月后如结节增大，则不管 TSH 受抑是否足够，均有手术指征。但若结节变小或无变化，可仍予以 TSH 抑制治疗，隔 3 个月后再次复查，如总计 6 个月结节不变小，则有手术指征。

对甲状腺可疑结节的手术，一般选择腺叶及峡部切除，并作快速病理检查。

第二节　甲状旁腺功能亢进的外科治疗

原发性甲状旁腺功能亢进是一种可经手术治愈的疾病，国内并不常见，但欧美等国家并不少见。

一、解剖及生理概要

甲状旁腺紧密附于甲状腺左右甲状腺叶背面，数目不定，一般为 4 枚，每侧上下各 1 枚，呈卵圆形或扁平形，外观呈黄、红或棕红色，平均重量每枚 35~40 mg。上甲状旁腺相对固定，多数位于以喉返神经与甲状腺下动脉交叉上方 1 cm 处为中心、直径 2 cm 的一个圆形区域内（约占 80%）。下甲状旁腺有 60% 位于甲状腺下、后、侧方，其余可位于甲状腺前面，或与胸腺紧密联系，或位于纵隔。

甲状旁腺分泌甲状旁腺素（PTH），其主要靶器官为骨和肾。PTH 的生理功能是调节体内钙的代谢并维持钙和磷的平衡，它有促进破骨细胞的作用，使骨钙（磷酸钙）溶解释放入血，致血钙和血磷浓度升高。当其血中浓度超过肾阈时，便经尿排出，导致高尿钙和高尿磷。PTH 同时能抑制肾小管对磷的回收，使尿磷增加、血磷降低，因此当发生甲状旁腺功能亢进时，可出现高血钙、高尿钙和低血磷。PTH 不受垂体控制，而与血钙离子浓度之间存在反馈关系，血钙过低可刺激 PTH 释放；反之，血钙过高则抑制 PTH 释放。

二、病理

原发性甲状旁腺功能亢进包括腺瘤、增生及腺癌。甲状旁腺腺瘤中单发腺瘤约占 80%，多发性约 1%~5%；甲状旁腺增生约占 12%，4 枚腺体均受累；腺癌仅占 1%~2%。

三、临床表现

原发性甲状旁腺功能亢进包括无症状型及症状型两类。无症状型病例可仅有骨质疏松等非特异性症状，常在普查时因血钙增高而被确诊。我国目前以症状型原发性甲状旁腺功能亢进多见，按其症状可分为 3 种类型：

Ⅰ型：最为多见，以骨病为主，也称骨型。病人可诉骨痛，易于发生骨折。骨膜下骨质吸收是本病特点，最常见于中指桡侧或锁骨外 1/3 处。

Ⅱ型：以肾结石为主，故称肾型。在尿路结石病病人中，约有 3% 是甲状旁腺腺瘤，病人在长期高血钙后，逐渐发生氮质血症。

Ⅲ型：兼有上述两型的特点，表现有骨骼改变及尿路结石。

其他症状可有消化性溃疡、腹痛、神经精神症状、虚弱及关节痛。

四、诊断

这一疾病主要根据临床表现，结合实验室检查、定位检查来确定诊断。

（一）实验室检查

1. 血钙测定

血钙测定是发现甲状旁腺功能亢进的首要指标，正常人的血钙值一般为 2.1~2.5 mmol/L，甲状旁腺功能亢进可>3.0 mmol/L。

2. 血磷测定

血磷的诊断价值较血钙小，血磷值<0.65~0.97 mmol/L。

3. PTH 测定

PTH 测定值升高是诊断甲状旁腺功能亢进最可靠的直接证据，可高达正常值的数倍。

4. 尿中环腺苷酸（cAMP）的测定

原发性甲状旁腺功能亢进时，尿中 cAMP 排出量明显增高，可反映甲状旁腺的活性，有助于诊断甲状旁腺功能亢进。

（二）定位检查

1. 超声检查

超声检查是常用的检查方法。正常甲状旁腺呈圆形或卵圆形，直径2~4 mm，腺体回声较低。前方为甲状腺，侧方为颈总动脉。

2. 核素显像

目前普遍采用^{99m}Tc-MIBI双时相法，效果满意，定位准确率可达90%以上，对于异位甲状旁腺的定位尤为有用。

五、治疗

主要采用手术治疗，手术方式可选择常规或腔镜。术中超声可帮助定位，术中冰冻切片检查、病灶切除后血钙和甲状旁腺激素降低有助于定性诊断。

（一）甲状旁腺腺瘤

原则是切除腺瘤，对早期病例效果良好。病程长并有肾功能损害的病例，切除腺瘤后可终止甲状旁腺功能亢进的继续损害，但对已有肾功能损害且属严重者，疗效较差。

（二）甲状旁腺增生

针对甲状旁腺增生有两种手术方法，一是做甲状旁腺次全切除，即切除3枚腺体，保留1/2枚腺体。另一种方法是切除所有4枚甲状旁腺，同时做甲状旁腺自体移植，并冻存部分腺体，以备必要时应用。

（三）甲状旁腺癌

应作整块切除，且应包括一定范围的周围正常组织。

手术并发症及术后处理：并发症很少，偶尔可发生胰腺炎，原因尚不清楚。探查广泛，且操作不慎时可损伤喉返神经。术后24~48小时内血清钙会明显下降，病人会感到面部、口周或肢端发麻，严重者可发生手足抽搐。静脉注射 10% 葡萄糖酸钙溶液，剂量视低血钙症状而定。一般在术后 3~4 天后恢复正常。术后出现血清钙下降，往往表示手术成功，病变腺体已经切除。

第三节　颈淋巴结结核

颈淋巴结结核多见于儿童和青年人。常为结核杆菌经扁桃体、龋齿侵入所致，约 5% 继发于肺和支气管结核病变。

一、临床表现

颈部一侧或两侧有多个大小不等的肿大淋巴结，一般位于胸锁乳突肌的前、后缘。初期，肿大的淋巴结较硬，无痛，可推动。病变继续发展，发生淋巴结周围炎，使淋巴结与皮肤和周围组织发生粘连；各个淋巴结也可相互融合成团，形成不易推动的结节性肿块。随着病情进展，淋巴结发生干酪样坏死、液化，形成寒性脓肿，脓肿破溃后形成经久不愈的窦道或慢性溃疡。上述不同阶段的病变，可同时出现于同一病人的不同淋巴结。随着生活水平提高，病人多在初期就诊。

少部分病人还可有低热、盗汗、食欲缺乏、消瘦等全身症状。

二、诊断

根据结核病接触史及局部体征，特别是已形成寒性脓肿，或已溃破形成经久不愈的窦道或溃疡时，多可明确诊断。如果鉴别困难，可以行穿刺活检和其他影像学检查。

三、治疗

（一）全身治疗

适当注意营养和休息。口服异烟肼 6~12 个月；伴有全身症状或身体他处有结核病变者，应接受正规抗结核治疗。

（二）局部治疗

①少数局限的、较大的、能推动的淋巴结，可考虑手术切除，手术时注意勿损伤副神经；②寒性脓肿尚未穿破者，可行穿刺抽吸治疗，应从脓肿周围的正常皮肤处进针，尽量抽尽脓液，然后向脓腔内注入 5% 异烟肼溶液作冲洗，并留适量于脓腔内，每周 2 次；③对溃疡或窦道，如继发感染不明显，可行刮除术，伤口不加缝合，开放引流；④寒性脓肿继发化脓性感染者，需先行切开引流，待感染控制后，必要时再行刮除术。

第四节　颈部肿块

一、概述

颈部肿块可以是颈部或非颈部疾病的共同表现，临床常见。据统计，恶性肿瘤、甲状腺疾病及炎性病变、先天性疾病和良性肿瘤各占颈部肿块的 1/3。因为恶性肿瘤占有相当比例，所以颈部肿块的鉴别诊断有重要意义。

（一）肿瘤

1. 原发性肿瘤

良性肿瘤有甲状腺瘤、口外型舌下腺囊肿、血管瘤等。恶性肿瘤有甲状腺癌、恶性淋巴瘤、涎腺癌等。

2. 转移性肿瘤

原发病灶多在口腔、鼻咽部、甲状腺、肺、纵隔、乳房、胃肠道、胰腺等处。

（二）炎症

急性、慢性淋巴结炎，淋巴结结核，涎腺炎，软组织感染等。

（三）先天性畸形

甲状舌管囊肿或瘘、胸腺咽管囊肿或瘘、囊状淋巴管瘤（囊状水瘤）、皮样囊肿等。

根据肿块的部位见下表，结合病史和检查发现，综合分析，才能明确诊断。详细询问病史，全面体格检查，根据以上线索，选择适当的辅助检查，必要时可行肿块穿刺或切取活检。

二、几种常见的颈部肿块

（一）慢性淋巴结炎

慢性淋巴结炎多继发于头、面、颈部和口腔的炎症病灶。肿大的淋巴结散见于颈侧区或颌下、颏下区。在寻找原发病灶时，应特别注意肿大淋巴结的淋巴接纳区域，常需与恶性病变鉴别，必要时应切除肿大的淋巴结做病理检查。

（二）转移性肿瘤

转移性肿瘤约占颈部恶性肿瘤的 3/4，在颈部肿块中，发病率仅次于慢性淋巴结炎和甲状腺疾病。原发癌灶绝大部分（85%）在头颈部，尤以鼻咽癌和甲状腺癌转移最为多见。锁骨上窝转移性淋巴结的原发灶，多在胸腹部；胃肠道、胰腺癌肿多经胸导管转移至左锁骨上淋巴结。另有少数原发病灶隐匿的转移癌。

（三）恶性淋巴瘤

恶性淋巴瘤包括霍奇金淋巴瘤和非霍奇金淋巴瘤，来源于淋巴组织恶性增生的实体瘤，多见于男性青壮年。肿大的淋巴结常先出现于一侧或两侧颈侧区，生长迅速，相互粘连成团。确诊需要淋巴结的病理检查。

（四）甲状舌管囊肿

甲状舌管囊肿是与甲状腺发育有关的先天性畸形。胚胎期，甲状腺是由口底向颈部伸展的甲状腺舌管下端发生的。甲状腺舌管通常在胎儿6周左右自行闭锁，若甲状腺舌管退化不全，即可形成先天性囊肿，感染破溃后成为甲状舌管瘘。本病多见于15岁以下儿童，男性为女性的2倍。表现为在颈前区中线、舌骨下方有直径1~2 cm的圆形肿块。边界清楚，表面光滑，有囊性感，并能随吞咽或伸、缩舌而上下移动。治疗需完整切除囊肿或瘘管，应切除部分舌骨以彻底清除囊壁或窦道，以免复发，术中冰冻切片检查有无恶变。

第七章 乳房疾病

第一节 解剖生理概要

成年妇女乳房是两个半球形的性征器官，位于胸大肌浅面，约在第 2 至第 6 肋骨水平的浅筋膜浅、深层之间。外上方形成乳腺腋尾部伸向腋窝。乳头位于乳房的中心，周围的色素沉着区称为乳晕。

乳腺有 15~20 个腺叶，每一腺叶分成很多腺小叶，腺小叶由小乳管和腺泡组成。每一腺叶有其单独的导管（乳管），腺叶和乳管均以乳头为中心呈放射状排列。小乳管汇至乳管，乳管开口于乳头，乳管靠近开口的 1/3 段略为膨大，称为"壶腹部"，是乳管内乳头状瘤的好发部位。腺叶、小叶和腺泡间有结缔组织间隔，腺叶间还有与皮肤垂直的纤维束，上连浅筋膜浅层，下连浅筋膜深层，称乳房悬韧带（Cooper 韧带）。

乳腺是许多内分泌腺的靶器官，其生理活动受腺垂体、卵巢及肾上腺皮质等分泌的激素影响。在不同的年龄阶段，乳腺的生理状态在各激素影响下表现不同。

乳房的淋巴网甚为丰富，其淋巴液输出有 4 个途径：①乳房大部分淋巴液流至腋窝淋巴结，部分乳房上部淋巴液可直接流向锁骨下淋巴结；②部分乳房内侧的淋巴液通过肋间淋巴管流向胸骨旁淋巴结；③两侧乳房间皮下有交通淋巴管；④乳房深部淋巴网可沿腹直肌鞘和肝镰状韧带通向肝。

目前，通常以胸小肌为标志将腋区淋巴结分为 3 组：

Ⅰ组：胸小肌外侧腋窝淋巴结。

Ⅱ组：胸小肌后方的腋窝淋巴结和胸大、小肌间淋巴结（Rotter淋巴结）。

Ⅲ组：胸小肌内侧锁骨下淋巴结。

第二节　乳房检查

最好采用端坐和仰卧位检查，两侧乳房充分显露，以利对比。

一、视诊

观察两侧乳房的形状、大小是否对称，有无局限性隆起或凹陷，皮肤有无红、肿及"橘皮样"改变，浅表静脉是否扩张。两侧乳头是否在同一水平，如乳头上方有癌肿，可将乳头牵向上方，使两侧乳头高低不同。乳头内陷可为发育不良所致，若是一侧乳头近期出现内陷，则有临床意义。还应注意乳头、乳晕有无糜烂。

二、扪诊

检查者采用手指掌面而不是指尖作扪诊，不要用手指捏乳房组织。应循序对乳房外上（包括腋尾部）、外下、内下、内上各象限及中央区做全面检查。先查健侧，后查病侧。

发现乳房肿块后，应注意肿块大小、硬度、表面是否光滑、边界是否清楚以及活动度。轻轻捻起肿块表面皮肤明确肿块是否与皮肤粘连，如有粘连而无炎症表现，应警惕乳腺癌的可能。一般说，良性肿瘤的边界清楚，活动度大；恶性肿瘤的边界不清，质地硬，表面不光滑，活动度小。肿块较大者，还应检查肿块与深部组织的关系，可让病人两手叉腰，使胸肌保持紧张状态，若肿块活动度受限，表示肿瘤侵及深部组织。最后轻挤乳头，若有溢液，依次挤压乳晕四周，明确并标记溢液来自哪一乳管。

腋窝淋巴结检查，最好采用直立位。检查者面对病人，以右手扪其左腋窝，左手扪其右腋窝。先让病人上肢外展，以手伸入其腋顶部，手指掌面压向病人的胸壁，然后嘱病人放松上肢，搁置在检查者的前臂上，用轻柔的动作自腋顶部从上而下扪查腋顶部淋巴结，然后将手指掌面转向腋窝前壁，扪查胸大肌深面淋巴结。站在病人背后，扪查背阔肌前内侧淋巴结，最后检查锁骨下及锁骨上淋巴结。当发现有肿大淋巴结时，应注意其大小、质地，有无压痛，有无融合，活动度或者是否固定。

三、影像学检查

(一) 乳房 X 线摄影

乳房 X 线摄影是常用的影像学检查方法，广泛用于乳腺癌的普查。乳腺癌的 X 线表现为密度增高的肿块影，边界不规则，或呈毛刺征。有时可见钙化点，颗粒细小、密集。

(二) 超声

对囊性病变有检出优势，可以进行血供情况观察，可提高其判断的敏感性，且对肿瘤的定性诊断可提供有价值的依据。适用于致密型乳腺病变的评价，是乳房 X 线摄影检查的有效补充。

(三) MRI

MRI 是乳腺 X 线摄影和超声检查的重要补充，对微小病灶、多中心、多病灶的发现及评价病变范围有优势。

(四) 活组织病理检查

常用的活检方法有空芯针穿刺活检术、真空辅助旋切活检系统、细针针吸细胞学，前两者病理诊断准确率高，可达 90%～97%；细针针吸细胞学的确诊率为 70%～90%。

对疑为乳腺癌者，上述方法不能明确，可将肿块连同周围乳腺组织一并切除，作术中冰冻活检或快速病理检查，一般不宜作切取活检。

乳头溢液未扪及肿块者，可做乳腺导管内视镜检查，乳头溢液涂片细胞学检查。乳头糜烂疑为湿疹样乳腺癌时，可做乳头糜烂部刮片、印片细胞学检查或乳头区切取活检术。

第三节　急性乳腺炎

急性乳腺炎是乳腺的急性化脓性感染，多为产后哺乳的妇女，尤以初产妇更为多见，往往发生在产后 3～4 周。因乳房血管丰富，早期就可出现寒战、高热及脉搏快速等脓毒血症表现。

一、病因

（一）乳汁淤积

乳汁是理想的培养基，乳汁淤积将有利于入侵细菌的生长繁殖。

（二）细菌入侵

乳头破损或皲裂，使细菌沿淋巴管入侵是感染的主要途径。细菌也可直接侵入乳管，上行至腺小叶而致感染。多数发生于初产妇。也可发生于断奶时，因 6 个月以后的婴儿已长牙，易致乳头损伤。致病菌主要为金黄色葡萄球菌。

二、临床表现

病人感觉乳房疼痛、局部红肿、发热。随着炎症发展，可有寒战、高热、脉搏加快，常有病侧淋巴结肿大、压痛，白细胞计数明显增高。

局部表现可有个体差异。一般起初呈蜂窝织炎样表现，数天后可形成脓肿，脓肿可以是单房或多房性。脓肿可向外溃破，深部脓肿还可穿至乳房与胸肌间的疏松组织中，形成乳房后脓肿。感染严重者，可并发脓毒症。当局部有波动感或超声证明有脓肿形成时，应在压痛最明显的炎症区或超声定位下进行穿刺，抽到脓液表示脓肿已形成，脓液应作细菌培养及药物敏感试验。

三、治疗

治疗原则是消除感染、排空乳汁。

早期呈蜂窝织炎表现而未形成脓肿之前，应用抗生素可获得良好的效果。因主要病原菌为金黄色葡萄球菌，可不必等待细菌培养的结果，应用青霉素治疗，或用耐青霉素酶的苯唑西林钠（新青霉素 II），或头孢一代抗生素如头孢拉啶。对青霉素过敏者，则应用红霉素。抗生素通过乳汁而影响婴儿的健康，因此如四环素、氨基糖苷类、喹诺酮类、磺胺药和甲硝唑等药物应避免使用。

脓肿形成后，主要治疗措施是及时作脓肿切开引流。手术时要有良好的麻醉，为避免损伤乳管而形成乳瘘，应做放射状切开，乳晕下脓肿应沿乳晕边缘作弧形切口。深部脓肿或乳房后脓肿可沿乳房下缘作弧形切口，经乳房后间隙引流。切开后以手指轻轻分离脓肿的分隔，以利引流。脓腔较大时，可在脓腔的最低部位另加切口作对口引流。

一般不停止哺乳，因停止哺乳不仅影响婴儿喂养，且提供了乳汁淤积的机会。但病侧乳房应停止哺乳，并以吸乳器吸尽乳汁，促使乳汁通畅排出。若感染严重或脓肿引流后并发乳瘘，应停止哺乳。可口服溴隐亭 1.25 mg，每日 2 次，服用 7~14 天，或己烯雌酚 1~2 mg，每日 3 次，共 2~3 日，或肌内注射苯甲酸雌二醇，每次 2 mg，每日 1 次，至乳汁停止分泌为止。

四、预防

预防的关键在于避免乳汁淤积，防止乳头损伤，并保持其清洁。应加强孕期卫生宣教，指导产妇经常用温水、肥皂洗净两侧乳头。如有乳头内陷，可经常挤捏、提拉矫正之。要养成定时哺乳、婴儿不含乳头而睡等良好习惯。每次哺乳应将乳汁吸空，如有淤积，可按摩或用吸乳器排尽乳汁。哺乳后应清洗乳头。乳头有破损或皲裂要及时治疗。注意婴儿口腔卫生。

第四节　乳腺囊性增生病

乳腺囊性增生病亦称乳腺病，是妇女的多发病，常见于中年妇女。由于对本病的不同认识，有多种命名，如乳腺小叶增生症、乳腺结构不良症、纤维囊性病等。其病理形态呈多样性表现，增生可发生于腺管周围并伴有大小不等的囊肿形成，囊内含淡黄色或棕褐色液体；或腺管内表现为不同程度的乳头状增生，伴乳管囊性扩张，也有发生于小叶实质者，主要为乳管及腺泡上皮增生。由于本病的临床表现有时与乳腺癌混淆，因此正确认识本病十分重要。

一、病因

本病系雌、孕激素比例失调，使乳腺实质增生过度和复旧不全。部分乳腺实质成分中女性激素受体的质和量异常，使乳房各部分的增生程度参差不齐。

二、临床表现

一侧或双侧乳房胀痛和肿块是本病的主要表现，部分病人具有周期性。乳房胀痛一般于月经前明显，月经后减轻，严重者整个月经周期都有疼痛。体检发现一侧或双侧乳房内可有大小不一、质韧的单个或多个结节，可有触痛，与周围分界不清，亦可表现为弥漫性增厚。少数病人可有乳头溢液，多为浆液性或浆液血性液体。本病病程较长，发展缓慢。

三、诊断

根据以上临床表现，本病的诊断并不困难。但要特别注意乳腺癌与本病有同时存在的可能，应嘱病人每隔 3~6 个月复查。当局限性乳腺增生肿块明显时，要与乳腺癌相区别。后者肿块更明确，质地偏硬，与周围乳腺有较明显区别，有时伴腋窝淋巴结肿大，钼靶和超声检查有助于两者的鉴别。

四、治疗

本病的治疗主要是对症治疗，可用中药如口服中药逍遥散 3~9 g，每日 3 次。对症状较重者，可用他莫昔芬治疗，于月经干净后 5 天开始口服，每天两次，每次 10 mg，连用 15 天后停药。该药治疗效果较好，但因对子宫内膜及卵巢有影响而不宜长期服用。

对局限性乳腺囊性增生病，应在月经干净后 5 天内复查，若肿块变软、缩小或消退，则可予以观察并继续中药治疗。若肿块无明显消退者，或在观察过程中，对局部病灶疑有恶性病变时，应予切除并作快速病理检查。如有不典型上皮增生，同时有对侧乳腺癌或有乳腺癌家族史等高危因素者，以及年龄大，肿块周围乳腺组织增生也较明显者，可做单纯乳房切除术。

第五节　乳房肿瘤

女性乳房肿瘤的发病率甚高，良性肿瘤中以纤维腺瘤最多，约占良性肿瘤的 75%，其次为乳管内乳头状瘤，约占良性肿瘤的 20%。恶性肿瘤中的绝大多数（98%）是乳腺癌，肉瘤少见（2%）。男性乳腺癌极少见，发病率约为女性的 1%。

一、乳房纤维腺瘤

本病产生的原因是小叶内纤维细胞对雌激素的敏感性异常增高，可能与纤维细胞所含雌激素受体的量或质的异常有关，是青年女性常见的乳房肿瘤，高发年龄是 20~25 岁，其次为 15~20 岁和 25~30 岁，约 75% 为单发，少数属多发。除肿块外，病人常无明显自觉症状。肿块增长缓慢，质似硬橡皮球的弹性感，表面光滑，易于推动。月经周期对肿块的大小无明显影响。手术切除是目前治疗纤维腺瘤唯一有效的方法，应将肿瘤连同其包膜整块切除，以周围包裹少量正常乳腺组织为宜，肿块必须做常规病理检查。

二、乳管内乳头状瘤

乳管内乳头状瘤多见于经产妇，40~50 岁为多。75% 病例发生在大乳管近乳头的壶腹部，瘤体很小，带蒂而有绒毛，且有很多壁薄的血管，故易出血。发生于中小乳管的乳头状瘤常位于乳房周围区域。

临床特点一般无自觉症状，常因乳头溢液污染内衣而引起注意，溢液可为血性、暗棕色或黄色液体。肿瘤小，常不能触及肿块。大乳管乳头状瘤，可在乳晕区扪及直径为数毫米的小结节，多呈圆形、质软、可推动，轻压此肿块，常可从乳头溢出液体。

治疗以手术为主，对单发的乳管内乳头状瘤应切除病变的乳管系统。术前需正确定位，可行乳管镜检查明确瘤体位置及方向，术中沿确定溢液的乳管口，插入钝头细针注射亚甲蓝，沿亚甲蓝显色部位做放射状切口，切除该乳管及周围的乳腺组织。常规做病理检查，乳管内乳头状瘤一般属良性，恶变率为 6%~8%，起源于小乳管的乳头状瘤恶变率高，应注意。术后病理如有恶变，应酌情施行相应手术。

三、乳房肉瘤

乳房肉瘤是较少见的恶性肿瘤，包括中胚叶结缔组织来源的间质肉瘤、纤维肉瘤、血管肉瘤和淋巴肉瘤等，其中叶状肿瘤较为常见，由良性上皮成分和富于细胞的间质成分组成，其大体标本上常表现为分叶状。按其间质成分、间质细胞分化的程度可分为良性、交界性及恶性。

临床上常见于 50 岁以上的妇女，表现为乳房肿块，体积可较大，但有明显边界，活动度较好，皮肤表面可见扩张静脉。腋淋巴结转移或远处转移很少见，可出现血运转移。治疗上一般采用局部肿物扩大切除术，多次复发或恶性叶状肿瘤可考虑单纯乳房切除。放疗或化疗的效果尚难评价。

四、乳腺癌

乳腺癌是女性最常见的恶性肿瘤之一。在我国占全身各种恶性肿瘤的 7% ~ 10%，呈逐年上升趋势。部分大城市报告乳腺癌占女性恶性肿瘤之首位。

（一）病因和流行病学特点

乳腺癌的病因尚不清楚。乳腺是多种内分泌激素的靶器官，其中雌酮及雌二醇与乳腺癌的发病有直接关系，20 岁以后发病率逐渐上升，45 ~ 50 岁较高。与西方国家相比，我国乳腺癌的高发年龄更年轻。月经初潮年龄早、绝经年龄晚、不孕及初次足月产的年龄晚与乳腺癌发病均有关。一级亲属中有乳腺癌病史者，发病风险是普通人群的 2~3 倍。乳腺良性疾病与乳腺癌的关系尚有争论。另外，营养过剩、肥胖、脂肪饮食，可加强或延长雌激素对乳腺上皮细胞的刺激，从而增加发病机会。环境因素及生活方式与乳腺癌的发病有一定关系。

（二）病理类型

乳腺癌有多种分型方法，目前国内多采用以下病理分型。

1. 非浸润性癌

非浸润性癌包括导管内癌（癌细胞未突破导管壁基底膜）、小叶原位癌（癌细胞未突破末梢乳管或腺泡基底膜）及乳头湿疹样乳腺癌（伴发浸润性癌者，不在此列）。此型属早期，预后较好。

2. 浸润性特殊癌

包括乳头状癌、髓样癌（伴大量淋巴细胞浸润）、小管癌（高分化腺癌）、腺样囊性癌、黏液腺癌、大汗腺样癌、鳞状细胞癌等。

3. 浸润性非特殊癌

浸润性非特殊癌包括浸润性小叶癌、浸润性导管癌、硬癌、髓样癌（无大量淋巴细胞浸润）、单纯癌、腺癌等。此型是乳腺癌中最常见的类型，约占80%，但判断预后尚须结合其他因素。

4. 其他罕见癌

分泌性乳腺癌、富脂质癌、腺纤维瘤癌变、乳头状瘤病癌变、伴化生的癌、伴嗜铬细胞的乳腺癌、富糖原透明细胞癌、印戒细胞癌等。

（三）转移途径

1. 局部扩展

癌细胞沿导管或筋膜间隙蔓延，继而侵及乳房悬韧带和皮肤。

2. 淋巴转移

淋巴转移的主要途径有：①癌细胞经胸大肌外侧缘淋巴管侵入同侧腋窝淋巴结，然后侵入锁骨下淋巴结以至锁骨上淋巴结，进而可经胸导管（左）或右淋巴管侵入静脉血流而向远处转移；②癌细胞向内侧淋巴管，沿着乳内淋巴管的肋间穿支引流到胸骨旁淋巴结，继而达到锁骨上淋巴结，并可通过同样途径侵入血流。

3. 血运转移

乳腺癌是一种全身性疾病已得到共识。早期乳腺癌已有血运转移，癌细胞可直接侵入血液循环而致远处转移。最常见的远处转移依次为骨、肺、肝。

(四) 临床表现

早期表现是病侧乳房出现无痛、单发的小肿块，常是病人无意中发现。肿块质硬，表面不光滑，与周围组织分界不很清楚，在乳房内不易被推动。随着肿瘤增大，可引起乳房局部隆起。若累及乳房悬韧带，可使其缩短而致肿瘤表面皮肤凹陷，即"酒窝征"。邻近乳头或乳晕的癌肿因侵入乳管使之缩短，可把乳头牵向癌肿一侧，进而可使乳头扁平、回缩、凹陷。肿瘤继续增大，如皮下淋巴管被癌细胞堵塞，引起淋巴回流障碍，出现真皮水肿，皮肤呈"橘皮样"改变。

乳腺癌发展至晚期，可侵入胸肌筋膜、胸肌，以致肿瘤固定于胸壁而不易推动。如癌细胞侵入大片皮肤，可出现多个小结节，甚至彼此融合。有时皮肤可溃破而形成溃疡，这种溃疡常有恶臭，容易出血。

乳腺癌淋巴转移最初多见于腋窝。肿大淋巴结质硬、无痛、可被推动；以后数目增多，并融合成团，甚至与皮肤或深部组织粘连。乳腺癌转移至肺、骨、肝时，可出现相应的症状。

某些类型乳腺癌的临床表现与一般乳腺癌不同，例如炎性乳腺癌和乳头湿疹样乳腺癌。炎性乳腺癌并不多见，特点是发展迅速、预后差，局部皮肤可呈炎症样表现，包括发红、水肿、增厚、粗糙、表面温度升高。

乳头湿疹样乳腺癌少见，恶性程度低、发展慢。乳头有瘙痒、烧灼感，以后出现乳头和乳晕的皮肤变粗糙、糜烂如湿疹样，进而形成溃疡，有时覆盖黄褐色鳞屑样痂皮。部分病例于乳晕区可扪及肿块。

(五) 诊断

病史、体格检查以及乳腺超声、钼靶检查或 MRI 是临床诊断的重要依据。

确诊乳腺癌，要通过组织活检进行病理检查。诊断时应与下列疾病鉴别：

纤维腺瘤常见于青年妇女，肿瘤大多为圆形或椭圆形，边界清楚，活动度大，发展缓慢，一般易于诊断。

乳腺囊性增生病，特点是乳房胀痛，肿块大小与质地可随月经周期变化。肿块或局部乳腺腺体增厚与周围乳腺组织分界不明显。若经过影像学检查未发现可疑肿物，且月经来潮后"肿块"缩小、变软，则可继续观察。

浆细胞性乳腺炎是乳腺的无菌性炎症，炎性细胞中以浆细胞为主。临床上60%呈急性炎症表现，肿块大时皮肤可呈橘皮样改变。40%病人开始即为慢性炎症，表现为乳腺肿块，边界不清，可有皮肤粘连和乳头凹陷。急性期应予抗感染治疗，炎症消退后若肿块仍存在，可考虑手术切除。

完善的诊断除确定乳腺癌的病理类型外，还需记录疾病发展程度及范围，以便制订术后辅助治疗方案，评价治疗效果以及判断预后，因此需有统一的分期方法。分期方法很多，现多数采用国际抗癌协会建议的 T（原发癌瘤）、N（区域淋巴结）、M（远处转移）分期法，具体内容如下。

T_0：原发癌瘤未查出；

T_{is}：原位癌（非浸润性癌及未查到肿块的乳头湿疹样乳腺癌）；

T_1：癌瘤长径≤2 cm；

T_2：癌瘤长径>2 cm，≤5 cm；

T_3：癌瘤长径>5 cm；

T_4：癌瘤大小不计，但侵及皮肤或胸壁（肋骨、肋间肌、前锯肌），炎性乳腺癌亦属之；

N_0：同侧腋窝无肿大淋巴结；

N_1：同侧腋窝有肿大淋巴结，尚可推动；

N_2：同侧腋窝肿大淋巴结彼此融合，或与周围组织粘连；

N_3：有同侧胸骨旁淋巴结转移，有同侧锁骨上淋巴结转移；

M_0：无远处转移；

M_1：有远处转移。

根据以上情况进行组合，可把乳腺癌分为以下各期。

0 期：$TisN_0M_0$；

Ⅰ期：$T_1N_0M_0$；

Ⅱ期：$T_{0\sim1}N_1M_0$，$T_2N_{0\sim1}M_0$，$T_3N_0M_0$；

Ⅲ期：$T_{0\sim2}N_2M_0$，$T_3N_{1\sim2}M_0$，T_4 任何 NM_0，任何 TN_3M_0；

Ⅳ期：包括 M_1 的任何 TN。

分子生物学研究表明乳腺癌是异质性疾病，存在不同的分子亚型，且分子分型与临床预后密切相关。目前国际上采用 4 种标志物（ER、PR、HER2 和 Ki-67）进行乳腺癌分子分型。

（六）预防

乳腺癌病因尚不清楚，目前尚难以提出确切的病因学预防（一级预防）。但重视乳腺癌的早期发现（二级预防），经普查检出病例，将提高乳腺癌病人的生存率。在我国一般推荐乳腺超声联合钼靶作为筛查方法。对于有 BRCA 基因突变的女性可考虑行预防性乳房全切术。

（七）治疗

乳腺癌的治疗采用的是以手术治疗为主的综合治疗策略。

对早期乳腺癌病人，手术治疗是首选。全身情况差、主要脏器有严重疾病、年老体弱不能耐受手术者属手术禁忌。

1. 手术治疗

近年来对乳腺癌的生物学行为进行的研究证实乳腺癌自发病开始即是一个全身性疾病。因而缩小手术范围、加强术后综合辅助治疗越来越重要。

（1）保留乳房的乳腺癌切除术

手术目的是完整切除肿块。适合于临床Ⅰ期、Ⅱ期的乳腺癌病人，且乳房有适当体积，术后能保持外观效果者。无法获得切缘阴性者禁忌施行该手术。原发灶切除范围应包括肿瘤、肿瘤周围1~2 cm的组织。确保标本的边缘无肿瘤细胞浸润。术后必须辅以放疗等。近年来随着技术的发展和病人对美容效果要求的提高，保乳手术在我国的开展逐渐增加。

（2）乳腺癌改良根治术

有两种术式，一是保留胸大肌，切除胸小肌；一是保留胸大、小肌。前者淋巴结清除范围与根治术相仿，后者不易清除腋上组淋巴结。根据大量病例观察，认为Ⅰ、Ⅱ期乳腺癌应用根治术及改良根治术的生存率无明显差异，且该术式保留了胸肌，术后外观效果较好，是目前常用的手术方式。

（3）乳腺癌根治术和乳腺癌扩大根治术

乳腺癌根治术应包括整个乳房，胸大肌，胸小肌，腋窝Ⅰ、Ⅱ、Ⅲ组淋巴结的整块切除。扩大根治术还需同时切除胸廓内动、静脉及其周围的淋巴结（即胸骨旁淋巴结）。此两种术式现已较少使用。

（4）全乳房切除术

手术范围必须切除整个乳房，包括腋尾部及胸大肌筋膜。该术式适宜于原位癌、微小癌及年迈体弱不宜作根治术者。

（5）前哨淋巴结活检术及腋淋巴结清扫术

对临床腋淋巴结阳性的乳腺癌病人常规行腋淋巴结清扫术，范围包括Ⅰ、Ⅱ组腋淋巴结。对临床腋淋巴结阴性的乳腺癌病人，可先行前哨淋巴结活检术。前哨淋巴结是指接受乳腺癌病灶引流的第一站淋巴结，可采用示踪剂显示后切除活检。根据前哨淋巴结的病理结果判断腋淋巴结是否有肿瘤转移，对前哨淋巴结阴性的乳腺癌病人可不常规作腋淋巴结清扫。

手术方式的选择应结合病人本人意愿，根据病理分型、疾病分期及辅助治疗的条件而定。对可切除的乳腺癌病人，手术应达到局部及区域淋巴结最大限度的清除，以提高生存率，然后再考虑外观及功能。

2. 化学治疗

乳腺癌是实体瘤中应用化疗最有效的肿瘤之一，化疗在整个治疗中占有重要地位。由于手术尽量去除了肿瘤负荷，残存的肿瘤细胞易被化学抗癌药物杀灭。

浸润性乳腺癌伴腋淋巴结转移者是应用辅助化疗的指征。对腋淋巴结阴性者是否应用辅助化疗尚有不同意见。一般认为腋淋巴结阴性而有高危复发因素者，诸如原发肿瘤直径大于 2 cm，组织学分级差，雌、孕激素受体阴性，癌基因表皮生长因子受体 2（HER2）有过度表达者，适宜应用术后辅助化疗。

对肿瘤分化差、分期晚的病例常用蒽环类联合紫杉类联合化疗方案，如 EC（表柔比星、环磷酰胺）-T（多西他赛或紫杉醇）方案等。对于肿瘤分化较好、分期较早的病例可考虑基于紫杉类的方案如 TC 方案（多西他赛或紫杉醇、环磷酰胺）等。另有 CMF 方案（环磷酰胺、甲氨蝶呤、氟尿嘧啶），现已很少使用。化疗前病人应无明显骨髓抑制及肝功能异常；化疗期间应定期检查血常规及肝、肾功能。应用阿霉素者要注意心脏毒性。表柔比星的心脏毒性和骨髓抑制作用较阿霉素低，因而其应用更较广泛。其他效果较好的化疗药有长春瑞滨、铂类等。

术前化疗又称新辅助化疗，多用于局部晚期的病例，目的在于缩小肿瘤，提高手术成功机会及探测肿瘤对药物的敏感性。药物可采用蒽环类联合紫杉类方案，一般用 4~6 个疗程。

3. 内分泌治疗

乳腺癌细胞中雌激素受体（ER）含量高者，称激素依赖性肿瘤，这些病例对内分泌治疗有效。而 ER 含量低者，称激素非依赖性肿瘤，这些病例对内分泌治疗反应差。因此，对激素受体阳性的病例应使用内分泌治疗。

内分泌治疗的一个重要进展就是他莫昔芬的应用。他莫昔芬系非甾体激素的抗雌激素药物，其结构式与雌激素相似，可在靶器官内与雌二醇争夺 ER，他莫昔芬、ER 复合物能影响基因转录，从而抑制肿瘤细胞生长。临床应用表明，该药可降低乳腺癌术后复发及转移，减少对侧乳腺癌的发生率。该药安全有效，副作用有潮热、恶心、呕吐、静脉血栓形成、眼部副作用、阴道干燥或分泌物多。有资料证明芳香化酶抑制剂如阿那曲唑、来曲唑、依西美坦等对绝经后病人的效果优于他莫昔芬，这类药物能抑制肾上腺分泌的雄激素转变为雌激素过程中的芳香化环节，从而降低雌二醇，达到治疗乳腺癌的目的。但服用芳香化酶抑制剂的病人骨相关事件发生率较他莫昔芬上升。

4. 放射治疗

放射治疗是乳腺癌局部治疗的手段之一。在保留乳房的乳腺癌手术后，放射治疗是一重要组成部分，应于肿块局部广泛切除后给予适当剂量放射治疗。单纯乳房切除术后可根据病人年龄、疾病分期分类等情况，决定是否应用放疗。

5. 靶向治疗

通过转基因技术制备的曲妥珠单抗对 HER2 过度表达的乳腺癌病人有良好效果，可降低乳腺癌病人术后的复发转移风险，提高无病生存期。

近 10 余年，乳腺癌的 5 年生存率有所改善，这归功于早期发现、早期诊断以及术后综合辅助治疗的不断完善。医务人员应重视卫生宣教及普查，根据乳腺癌是全身性疾病的概念，应重视对乳腺癌生物学行为的研究，目前基于多个风险基因（包括编码基因和非编码小分子 RNA）所建立的预测模型，通过个体化预测乳腺癌病人的复发风险和治疗敏感性，能进一步完善综合治疗方案，以进一步改善生存率。

第八章　食管疾病

第一节　食管癌

食管癌是一种常见的上消化道恶性肿瘤，目前被列为全球第八大癌症。我国是世界上食管癌高发地区之一，每年新发病例约 70 万例，占全球新发病例的 39%，而死亡病例更高达 27 万例，占全球的 58%，无论是新发病例还是死亡病例均居世界之首。

一、病学及病因学

食管癌的发病率和死亡率各国差异很大。欧、美等国发病率很低，病理类型也以食管腺癌为主。亚洲国家的发病率比欧美高。在我国，食管癌的发病率有其独特的地理分布特点，以太行山南段的河南、河北、山西三省交界地区的发病率最高。此外，山东、江苏、福建、安徽、湖北、陕西、新疆等地尚有相对集中的高发区。我国的食管癌病理类型是以鳞癌占绝大多数。

食管癌的发病男性高于女性，男女比例约 1.3：1~2.7：1。发病年龄多在 40 岁以上，以 60~64 岁年龄组发病率最高。

食管癌的确切病因尚不清楚，但吸烟和重度饮酒已证明是食管鳞癌重要致病原因。研究显示，吸烟者食管癌的发生率增加 3~8 倍，而饮酒者增加 7~50 倍。在我国食管癌高发区，主要致癌危险因素还有亚硝胺和某些霉菌及其毒素，其他可能的病因包括：①缺乏某些微量元素及维生素；②不良饮食习惯：食物过硬、过热，进食过快；③食管癌遗传易感因素。

总之，食管癌的病因是复杂的、多方面的。有些可能是主因，有些可能是诱因，有些或许只是一些相关现象，因此有待继续深入研究。

二、病理

临床上采用美国癌症联合会（AJCC）和国际抗癌联盟（UICC）食管分段标准（第 8 版），以原发肿瘤中心所在部位进行判定。①颈段：自食管入口（环状软骨水平）至胸骨切迹，距门齿约 20 cm。②胸段：从胸骨切迹至食管裂孔上缘，长度约 25 cm，又被分为上、中、下三段。胸上段从胸骨切迹至奇静脉弓下缘，距门齿约 25 cm；胸中段从奇静脉弓下缘至下肺静脉下缘，距门齿约 30 cm；胸下段从下肺静脉下缘至食管裂孔上缘，距门齿约 40 cm。③腹段：为食管裂孔上缘至胃食管交界处，距门齿约 42 cm。

胸中段食管癌较多见，下段次之，上段较少。高发区（例如中国）以鳞癌为主，占 80% 以上，非高发区（美国和欧洲）的腺癌已超过鳞癌，占 70% 以上。胃食管交界部癌可向上延伸累及食管下段，肿瘤中心距离胃食管交界≤2 cm 则按食管癌进行分期，如距离胃食管交界>2 cm 则按胃癌进行分期。

早期病变多限于黏膜（原位癌），表现为黏膜充血、糜烂、斑块或乳头状，少见肿块。至中、晚期癌肿长大，逐渐累及食管全周，肿块突入腔内，还可穿透食管壁全层，侵入纵隔和心包。

按病理形态，临床上食管癌可分为 4 型。①髓质型：管壁明显增厚并向腔内外扩展，使癌瘤的上下端边缘呈坡状隆起。多数累及食管周径的全部或绝大部分。切面呈灰白色均匀致密的实体肿块。②蕈伞型：瘤体呈卵圆形扁平肿块状，向腔内呈蘑菇样突起。隆起的边缘与其周围的黏膜边界清楚，瘤体表面多有浅表溃疡，其底部凹凸不平。③溃疡型：瘤体的黏膜面呈深陷而边缘清楚的溃疡。溃疡的大小和外形不一，深入肌层，阻塞程度较轻。④缩窄型：瘤体形成明显的环行狭窄，累及食管全部周径，较早出现阻塞症状。

扩散及转移：癌肿最先向黏膜下层扩散，继而向上、下及全层浸润，很易穿透疏松的外膜侵入邻近器官。癌转移主要经淋巴途径：先进入黏膜下淋巴管，通过肌层到达与肿瘤部位相应的区域淋巴结。颈段癌可转移至喉后、颈深和锁骨上淋巴结；胸段癌转移至食管旁淋巴结后，可向上转移至胸顶纵隔淋巴结，向下累及贲门周围的膈下及胃周淋巴结，或沿着气管、支气管至气管分叉及肺门。血行转移发生较晚。

三、临床表现

早期食管癌症状不明显，吞咽粗硬食物时可能偶有不适，如胸骨后烧灼样、针刺样或牵拉摩擦样疼痛。食物通过缓慢，并有停滞感或异物感。哽噎停滞感常通过吞咽水后缓解消失。症状时轻时重，进展缓慢。

中晚期食管癌的典型症状为进行性吞咽困难，即先是难咽固体食物，继而半流质食物，最后液体也不能咽下。病人逐渐消瘦、脱水、无力。持续胸痛或背痛表示癌已侵犯食管外组织。当癌肿梗阻所引起的炎症水肿暂时消退，或部分癌肿脱落后，梗阻症状可暂时减轻，常误认为病情好转。食管癌还可外侵周围器官和组织出现不同临床症状，例如侵犯喉返神经可出现声音嘶哑；压迫颈交感神经节可产生小儿颈交感神经麻痹综合征（Horner 综合征）；侵入气管、支气管，可形成食管-气管瘘，出现吞咽水或食物时剧烈呛咳，并发生呼吸系统感染。由于长期不能正常进食最终出现恶病质状态，若有肝、脑等脏器转移，可出现相应症状。

体格检查时应特别注意锁骨上有无肿大淋巴结、肝有无肿块和有无腹水、胸水等远处转移体征。

四、诊断

对可疑病例应行食管气钡双重造影。早期可见：①食管黏膜皱襞紊乱、粗糙或有中断现象；②小的充盈缺损；③局限性管壁僵硬，蠕动中断；④小龛影。中、晚期有明显的不规则狭窄和充盈缺损，管壁僵硬。有时狭窄上方食管有不同程度的扩张。

纤维胃镜检查可见食管腔内肿物，多呈菜花样改变，病变活检可以确诊。对于食管黏膜浅表性病变可行碘染色检查法鉴别良恶性病变，即将碘溶液喷布于食管黏膜上。正常食管鳞状上皮因含糖原，与碘反应呈棕黑色，而肿瘤组织因癌细胞内的糖原消耗殆尽，故仍呈碘本身的黄色。

采用食管超声内镜检查（EUS）可以通过确定食管癌的浸润深度以及有无纵隔淋巴结转移进行术前 T 分期及 N 分期。胸、腹部 CT 扫描、头颅核磁检查以及骨扫描可以帮助确定食管癌外侵及远处转移，多用于 N 分期和 M 分期。

五、鉴别诊断

食管癌应与食管良性肿瘤、贲门失弛缓症和食管良性狭窄相鉴别。诊断方法主要依靠食管吞钡造影、纤维胃镜检查和食管测压。

六、预防

具体预防措施有以下几点。①病因学预防：改变不良生活习惯；②发病学预防：积极治疗食管上皮增生、处理癌前病变，如食管炎、息肉、憩室等；③大力开展防癌宣传教育，普及抗癌知识，在高发区人群中做普查、筛检。

七、治疗

食管癌的治疗原则是多学科综合治疗，即包括手术、放射治疗和化学治疗。

（一）早期食管癌及癌前病变可以采用内镜下治疗

这种方法包括射频消融、冷冻治疗、内镜黏膜切除术（EMR）或内镜黏膜下剥离术（ESD）治疗，但应严格掌握手术适应证。

（二）手术治疗

手术治疗是可切除食管癌的首选治疗方法，术前应进行准确的 TNM 分期。手术方式是肿瘤完全性切除（切除的长度应在距癌瘤上、下缘 5~8 cm 以上）、消化道重建和胸、腹两野或颈、胸、腹三野淋巴结清扫。

手术适应证：①Ⅰ、Ⅱ期和部分 HI 期食管癌（$T_3N_1M_0$ 和部分 $T_4N_1M_0$）；②放疗后复发，无远处转移，一般情况能耐受手术者；③全身情况良好，有较好的心肺功能储备；④对较长的鳞癌估计切除可能性不大而病人全身情况良好者，可先采用术前放化疗，待瘤体缩小后再做手术。

手术禁忌证：①Ⅳ期及部分Ⅲ期食管癌（侵及主动脉及气管的 T_4 病变）；②心肺功能差或合并其他重要器官系统严重疾病，不能耐受手术者。

食管癌切除的手术入路包括单纯左胸切口、右胸和腹部两切口、颈-胸-腹三切口、胸腹联合切口，以及不开胸经食管裂孔钝性食管拔脱术等不同术式。目前临床常用经右胸的两切口或三切口入路，因其更符合肿瘤学原则。消化道重建的部位也因为食管癌的位置而有所不同，食管下段癌的吻合口部位通常在主动脉弓上，而食管中段或上段癌则吻合口多选择颈部。消化道重建中最常用的食管替代物是胃，也可根据病人个体情况选择结肠和空肠。目前以胸（腹）腔镜为代表的微创技术广泛应用于食管癌外科，各种术式的选择取决于病人的病情和肿瘤的部位。吻合口瘘是较严重的术后并发症之一，其他并发症包括吻合口狭窄、乳糜胸、喉返神经损伤等。

对晚期食管癌无法手术者，为改善生活质量，可行姑息性减状手术，如食管腔内置管术、胃造瘘术等。

近年来，食管癌术前放化疗（新辅助放化疗）取得了较好的效果，不但提高了手术切除率，也改善了远期生存，适合于部分局部晚期食管癌。

目前食管癌的切除率为 58%~92%，手术并发症发生率为 6.3%~20.5%；切除术后五年生存率和十年生存率分别为 8%~30% 和 5.2%~24%。

（三）放射疗法

①术前放疗：可增加手术切除率，提高远期生存率。一般放疗结束 2~3 周后再做手术。②术后放疗：对术中切除不完全的残留癌组织在术后 3~6 周开始术后放疗。③根治性放疗：多用于颈段或胸上段食管癌；也可用于有手术禁忌证且病人尚可耐受放疗者。三维适形放疗是目前较先进的放疗技术。

（四）化学治疗

食管癌化疗分为姑息性化疗、新辅助化疗（术前）、辅助化疗（术后）。化学治疗必须强调治疗方案的规范化和个体化。采用化疗与手术治疗相结合或与放疗相结合的综合治疗，有时可提高疗效，或使食管癌病人症状缓解，存活期延长，但要定期检查血常规，并注意药物不良反应。

（五）放化疗

联合局部晚期食管癌但无全身远处转移者可以进行新辅助同步或序贯放化疗，然后重新评估疗效以决定是否进行外科手术治疗或继续根治性放化疗。

八、随访

食管癌的总体五年生存率约 20%。对于新发食管癌病人应建立完整病案和相关资料档案，治疗后定期随访。

第二节　食管良性肿瘤

食管良性肿瘤少见，按其组织发生来源可分为腔内型（息肉及乳头状瘤）、黏膜下型（血管瘤及颗粒细胞成肌细胞瘤）及壁间型（食管平滑肌瘤或食管间质瘤），后者约占食管良性肿瘤的 3/4。

食管良性肿瘤病人的症状和体征主要取决于肿瘤的部位和大小。较大的肿瘤可以不同程度地堵塞食管腔，出现吞咽困难、呕吐和消瘦等症状。很多病人伴有吸入性肺炎、胸骨后压迫感或疼痛感。血管瘤病人可发生出血。

食管良性肿瘤病人，不论有无症状，通过影像学检查（钡餐造影和胸部 CT 扫描）和内镜检查可以作出诊断。发病最多的有食管平滑肌瘤和食管间质瘤，因发生于肌层，故黏膜完整，肿瘤大小不一，呈椭圆形、生姜形或螺旋形。食管钡餐检查可出现"半月状"压迹，食管镜检查可见肿瘤表面黏膜光滑、正常。这时，切勿进行食管黏膜活检致黏膜破损。

一般而言，食管良性肿瘤均可通过外科手术治疗。对腔内型小而长蒂的肿瘤可经内镜摘除；对壁内型和黏膜下型肿瘤，一般可行胸腔镜或开胸手术切除。术中小心保护食管黏膜防止破损。

食管良性肿瘤的手术效果满意，预后良好，恶变者罕见。

第三节　食管运动功能障碍

一、贲门失弛缓症

贲门失弛缓症是指吞咽时食管体部无蠕动，食管下括约肌松弛不良，临床表现为间断性吞咽困难，多见于 20~50 岁，女性稍多。

（一）病因和病理

病因至今未明。一般认为本病系食管肌层内神经节的变性、减少或缺如，食管失去正常的推动力。食管下括约肌不能松弛，致食物滞留于食管内。久之食管扩张、肥厚、伸长、屈曲、失去肌张力。食物淤滞，慢性刺激食管黏膜，致充血、发炎甚至发生溃疡。时间久后，极少数病人可发生癌变。

（二）临床表现

贲门失弛缓症的主要症状为间断性咽下困难、胸骨后沉重感或阻塞感。多数病程较长，症状时轻时重，发作常与精神因素有关。热食较冷食易于通过，有时咽固体食物因可形成一定压力，反而可以通过。食管扩大明显时，可容纳大量液体及食物。在夜间可发生气管误吸，并发肺炎。

（三）诊断

食管吞钡造影特征为食管体部蠕动消失，食管下端及贲门部呈鸟嘴状，边缘整齐光滑，上端食管明显扩张，可有液面，钡剂不能通过贲门。食管腔内压力测定可以确诊，食管纤维镜检查可帮助排除癌肿。

（四）治疗

1. 非手术疗法

改变饮食习惯，如少吃多餐，细嚼慢咽，避免吃过热或过冷食物。部分轻症早期病人可先试行食管扩张术。

2. 手术疗法

食管下段贲门肌层切开术（Heller 手术）方法简单，是治疗贲门失弛缓症的有效方法，效果良好。肌层切开应彻底，直至黏膜膨出。肌层剥离范围约至食管周径的一半，但需注意防止切破黏膜或损伤迷走神经，也有在此手术基础上加做抗反流手术，如胃底固定术、幽门成形术等。传统开放手术通常采用经腹或经左胸入路，目前多采用经腹腔镜或胸腔镜微创方法，创伤小、恢复快。近年来，随着内镜技术的进步，部分贲门失弛缓症也可以通过内镜治疗。

二、胃食管反流病

胃食管反流病是胃内容物反流至食管、口腔、咽喉、气管和（或）肺导致的一系列症状，又称胃食器气道反流综合征。我国胃食管反流病发病率在 10% 以上，在欧美可达 20% 以上，多见于中老年人群。

（一）症状表现

胃食管反流病的临床表观非常多样。消化系统症状较典型，包括反酸、反食、胃灼热、嗳气、胸痛和吞咽困难等；但食管外症状易被误诊为呼吸或耳鼻喉等疾病，包括咽炎、鼻炎、中耳炎、声音嘶哑、鼾症、牙腐蚀、口腔异味，尤其是咳嗽、哮喘、胸闷气短、憋气、喉痉挛以至窒息等。并发症包括食管炎、食管狭窄、出血、Barrett 食管、食管腺癌以及某些气道炎性病变和肿瘤。

该综合征可分为 4 期：胃食管期（A 期）、咽喉期（B 期）、口鼻腔期（C 期）和喉气管期（D 期）。

（二）诊断

较轻症状每周出现 2 天或以上，中、重度症状每周出现 1 天以上。胃镜显示贲门松弛、食管裂孔疝（上消化道造影或 CT）或有明确的胃食管反流病并发症（反流性食管炎、消化性狭窄、Barrett 食管等）和（或）反流监测阳性，和（或）质子泵抑制剂诊断性治疗有效，则可诊断胃食管反流病。

（三）治疗

约 50% 的胃食管反流病应考虑以慢性病管理，70% 以上的病人抑酸等内科治疗可取得满意的疗效，约 30%~35% 的胃食管反流病可视为外科疾病。

手术适应证：①内科治疗失败，症状控制不理想、抑酸药不能控制的严重症状或存在药物副作用；②药物治疗有效但需要长期维持治疗，包括要求改善生活质量、不愿长期服药或认为药物治疗代价较大的；③有胃食管反流病并发症（如Barrett 食管、LA-B 以上食管炎、消化性狭窄等）；④存在明显反流相关症状和疝相关症状的食管裂孔疝；⑤有慢性或复发性食管外症状和并发症，包括反流性哮喘、咳嗽、耳鼻咽喉症状、喉痉挛和误吸等。

第四节　食管憩室

食管壁的一层或全层局限性膨出，形成与食管腔相通的囊袋，称为食管憩室，按其发病机制，可分为牵引型和膨出型两种。牵引型因系食管全层向外牵拉，也称真性憩室；膨出型因只有黏膜膨出，也称假性憩室。还可按憩室发生部位分为咽食管憩室、食管中段憩室和膈上憩室。

一、咽食管憩室

（一）病因和病理

因咽下缩肌与环咽肌之间有一薄弱的三角区，加上肌活动的不协调，即在咽下缩肌收缩将食物下推时，环咽肌不松弛或过早收缩，致食管黏膜自薄弱区膨出，属膨出型假性憩室。

（二）临床表现和诊断

早期无症状。当憩室增大，可在吞咽时有咕噜声。若憩室内有食物潴留，可引起颈部压迫感，淤积的食物分解腐败后可发生恶臭味，并致黏膜炎症水肿，引起咽下困难。体检有时颈部可扪到质软肿块，压迫时有咕噜声。巨大憩室可压迫喉返神经而出现声音嘶哑，如反流食物吸入肺内，可并发肺部感染。

（三）诊断

食管钡餐造影或胸部 CT 扫描可以确诊，可显示憩室的部位、大小、连接部等。

（四）治疗

有症状的病人可行手术切除憩室，分层缝合食管壁切口或采用器械闭合切口。若一般情况不宜手术者，可每次进食时推压憩室，减少食物淤积，并于进食后喝温开水冲净憩室内的食物残渣。

二、食管中段憩室

（一）病因和病理

气管分叉或肺门附近淋巴结炎症，形成瘢痕，牵拉食管全层。大小一般 1~2 cm，可单发，也可多发。憩室颈口多较大，不易淤积食物。

（二）临床表现和诊断

常无症状。若发生炎症水肿时，可有咽下哽噎感或胸骨后、背部疼痛感。长期感染可导致食管憩室与肺相通，形成憩室-支气管瘘，病人可以出现肺部同一部位反复感染，还可以出现呛咳等相应症状。

（三）诊断

诊断时主要依靠食管钡餐造影确诊。有时作胃镜检查排除癌变。

（四）治疗

临床上无症状者无须手术。如果并发出血、穿孔或有明显症状者，可考虑手术治疗。游离被外牵的食管壁，予以复位或切除憩室。

参考文献

［1］　王征. 临床普通外科疾病诊治［M］. 北京：科学技术文献出版社，2018.

［2］　李海靖. 实用普通外科疾病治疗学［M］. 上海：上海交通大学出版
社，2018.

［3］　王杉. 外科与普通外科［M］. 北京：中国医药科技出版社，2014.

［4］　郭森，林江，杨晓丽，等. 普通外科微创技术［M］. 北京：科学技术文
献出版社，2014.

［5］　高志清. 普通外科临床经验手册［M］. 北京：人民军医出版社，2014.